Ev FHB Hannover
0 322 547

W0246305

ausgeschi

buchpark
AUSGESONDERT
www.buchpark.de

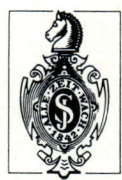

Antiquariat
HABELSCHWERDT

Christian Reimer (Hrsg.)

Ärztliche
Gesprächsführung

2. überarbeitete und erweiterte Auflage

Mit 3 Abbildungen

buchpark
AUSGESONDERT
www.buchpark.de

SIGNATUR
ausgeschieden
Evang. Fachhochschule Hannover

Springer-Verlag

Berlin Heidelberg New York
London Paris Tokyo Hong Kong
Barcelona Budapest

Prof. Dr. med. CHRISTIAN REIMER
Universität Gießen
Klinik für Psychosomatik
und Psychotherapie
Friedrichstraße 33

35385 Gießen

ISBN 3-540-57406-9
Springer-Verlag Berlin Heidelberg New York

Die Deutsche Bibliothek – CIP-Einheitsaufnahme. Ärztliche Gesprächsführung /
Christian Reimer (Hrsg.). – 2., überarb. und erw. Aufl. – Berlin; Heidelberg; New
York; London; Paris; Tokyo; Hong Kong; Barcelona; Budapest: Springer, 1994
ISBN 3-540-57406-9
NE: Reimer, Christian [Hrsg.)

Dieses Werk ist urheberrechtlich geschützt. Die dadurch begründeten Rechte, insbesondere die der Übersetzung, des Nachdrucks, des Vortrags, der Entnahme von
Abbildungen und Tabellen, der Funksendung, der Mikroverfilmung oder der Ver-
vielfältigung auf anderen Wegen und der Speicherung in Datenverarbeitungsanla-
gen, bleiben, auch bei nur auszugsweiser Verwertung, vorbehalten. Eine Vervielfäl-
tigung dieses Werkes oder von Teilen dieses Werkes ist auch im Einzelfall nur in
den Grenzen der gesetzlichen Bestimmungen des Urheberrechtsgesetzes der
Bundesrepublik Deutschland vom 9. September 1985 in der Fassung vom 24. Juni
1985 zulässig. Sie ist grundsätzlich vergütungspflichtig. Zuwiderhandlungen unterliegen den Strafbestimmungen des Urheberrechtsgesetzes.

© Springer-Verlag Berlin Heidelberg 1994
Printed in Germany

Die Wiedergabe von Gebrauchsnamen, Handelsnamen, Warenbezeichnungen usw.
in diesem Werk berechtigt auch ohne besondere Kennzeichnung nicht zu der Annahme, daß solche Namen im Sinne der Warenzeichen- und Markenschutz-Gesetz-
gebung als frei zu betrachten wären und daher von jedermann benutzt werden dürften.

Produkthaftung: Für Angaben über Dosierungsanweisungen und Applikationsfor-
men kann vom Verlag keine Gewähr übernommen werden. Derartige Angaben müssen vom jeweiligen Anwender im Einzelfall anhand anderer Literaturstellen auf ihre
Richtigkeit überprüft werden.

Umschlaggestaltung: Struve & Partner, Atelier für Grafik-Design, Heidelberg
Umschlagabbildung: Okapia Bildarchiv, Frankfurt
Satz: Ulrich Kunkel Textservice, 74934 Reichartshausen, Baden
Druck- und Bindearbeiten: Appl, Wemding
26/3130 – 5 4 3 2 1 0 – Gedruckt auf säurefreiem Papier

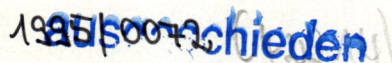

Vorwort zur 2. Auflage

Nach dem Erscheinen der 1. Auflage des Buches „Ärztliche Gesprächsführung" sind nunmehr 8 Jahre vergangen – ein Zeitraum, in dem sich gesundheitspolitisch viel verändert hat, ohne daß die „sprechende" Medizin eine höhere Anerkennung und Gewichtung erfahren hätte.

Wenn wir uns einig darin sind, daß das ärztliche Gespräch neben der Untersuchung und Behandlung der Kranken die Basis der Arzt-Patient-Beziehung darstellt, dann muß aktuell bleiben, was dieses Büchlein vor allem denjenigen Ärzten zu bieten hat, die keine spezielle psychotherapeutische Weiterbildung bzw. Ausbildung in Interview-/Gesprächstechniken absolviert haben.

Die jetzt vorliegende 2. Auflage ist neu durchgesehen und – wo nötig – aktualisiert worden, insbesondere im Hinblick auf weiterführende Literatur. Eine Ergänzung zur 1. Auflage ergibt sich aus der Aufnahme von zwei zusätzlichen Beiträgen über „Lebenskrisen und Hilfsmöglichkeiten" und über „Psychotherapeutische Hilfe bei Schwerkranken und Sterbenden".

Ich hoffe, daß die Kollegen, die dieses Buch erreicht, von den Beiträgen für ihre alltägliche Praxis und für ihren Umgang mit den unterschiedlichen Patienten profitieren können.

Gießen, Dezember 1993   CHRISTIAN REIMER

Vorwort zur 1. Auflage

Das Erlernen von Gesprächsführung in der ärztlichen Praxis ist bis heute trotz Verbesserung der Medizinerausbildung kein Bestandteil des Medizinstudiums. Dementsprechend werden auch die jungen Mediziner mit wichtigen Bereichen der Arzt-Patient-Beziehung nur mangelhaft vertraut gemacht. Das zeigt sich unter anderem auch an den Ängsten, die viele Studenten haben, wenn sie in ihrem letzten Semester im Psychiatrie-Praktikum psychisch Kranken gegenübersitzen und mit ihnen Gesprächskontakt aufnehmen sollen. Die ältere Ärztegeneration hat im Studium über Psychotherapie, Psychosomatik, Medizinische Psychologie gar nichts oder nur Angedeutetes erfahren – je nach der Einstellung, die z. B. der psychiatrische Hochschullehrer, der sie ausbildete, dazu hatte. Hielt dieser wenig von Psychotherapie, konnten Sätze fallen wie: „Ich kenne keine Neurosen . . .“

So sind und werden auch weiterhin viele Mediziner mit Aspekten alleingelassen, die die Qualität der Arzt-Patient-Beziehung betreffen und die für einen guten beiderseitigen Kontakt unabdingbar sind.

Das vorliegende Büchlein will all den Kollegen, die im Studium in diesen Fragen mangelhaft ausgebildet wurden und die später in ihrer Praxis kaum Zeit zum Nacharbeiten hatten, eine Orientierungshilfe bezüglich der Gesprächsführung an die Hand geben und sie damit anregen, sich entsprechend weiterzubilden, soweit sie es für sich brauchen. Dementsprechend ist hier kein umfassendes Handbuch entstanden, sondern ein Leitfaden, der sich auf die Patientengruppen beschränkt, die einmal auf Gespräche besonders angewiesen sind und die zum anderen durch die Art ihrer Störung häufig auch eine Problem-Klientel des Arztes darstellen, die diesen häufig mit den Grenzen seines Könnens konfrontiert und Unsicherheit, Hilflosigkeit, Ohnmacht aber auch Ärger provozieren kann.

Vielleicht kann die Lektüre dazu beitragen, die Qualität der Arzt-Patient-Beziehung zu verbessern und bestehende Unsicherheiten in diesem Bereich abzubauen. Mancher mag auch motiviert werden, über entsprechende Weiterbildungen mehr psychosoziale bzw. psychotherapeutische Kompetenz zu erwerben.

Lübeck, April 1985   CHRISTIAN REIMER

Inhaltsverzeichnis

Mitarbeiterverzeichnis

Dr. med. Dipl.-Psych. INGRID EISENMANN
Ärztin – Psychotherapie, Psychoanalyse
Grüner Weg 56, 23566 Lübeck

Dr. med. MANFRED EISENMANN
Nervenarzt – Psychotherapie, Psychoanalyse
Fleischhauerstr. 27, 23552 Lübeck

Prof. Dr. med. HUBERT FEIEREIS
Internist – Psychotherapie
Direktor em. der Klinik für Psychosomatik und Psychotherapie
der Medizinischen Universität zu Lübeck
Ratzeburger Allee 160, 23538 Lübeck

Dr. med. INGRID JANTSCHEK
Ärztin – Psychotherapie
Klinik für Psychosomatik und Psychotherapie der Medizinischen
Universität zu Lübeck
Ratzeburger Allee 160, 23538 Lübeck

Prof. Dr. med. CHRISTIAN REIMER
Nervenarzt – Psychotherapie, Psychoanalyse
Direktor der Klinik für Psychosomatik und Psychotherapie der
Justus-Liebig-Universität Gießen
Friedrichstr. 33, 35385 Gießen

Dr. med. EBERHARD WILKE
Internist – Psychotherapie, Leitender Arzt der Curtius-Klinik
Klinik für Psychosomatik und Psychotherapie
Neue Kampstr. 2, 23214 Malente-Gremsmühlen

Leitlinien des ärztlich-psychotherapeutischen Gesprächs

E. WILKE

Ein 36jähriger Italiener, der seit 12 Jahren in der Bundesrepublik lebt, sucht einen Internisten in seiner Sprechstunde auf. In der Hand hält er ein EKG, das in der Nacht zuvor auf der Intensivstation des örtlichen Krankenhauses aufgezeichnet wurde. Es ist augenscheinlich ohne pathologischen Befund. Wortlos legt er eine Mappe auf den Schreibtisch, die neben einer Unmenge normaler serologischer Befunde weitere 23 EKGs aus den letzten 2 Jahren enthält, und berichtet, dies sei nur ein Teil seiner Befunde, die ihm von den Ärzten überlassen worden seien. Der größere Teil liege in Krankenhäusern längs der Autobahn zwischen Oberitalien und Norddeutschland an einer Route, die er beruflich oft fahren müsse, um Waren aus Italien zu holen.

Seit 2 Jahren komme es, zumeist während der Fahrt, zu heftigen Herzschmerzen und dem Gefühl, sterben zu müssen. Wenn er einen Arzt aufgesucht habe, der ihm versichere, daß sein Herz gesund sei, könne er weiterfahren. Eine Ursache für die Beschwerden sei bislang nicht gefunden worden, auch nicht durch eine Darstellung seiner Herzkranzgefäße. Er legt dann eine Straßenkarte auf den Tisch, auf der Krankenhäuser rechts und links der Autobahn eingetragen sind. Einen Hausarzt habe er nicht, bislang sei es auch zu keinem längeren Gespräch mit einem Arzt über seine Krankheit gekommen. Dies habe er wohl auch selbst vermieden.

Die genaue Rekonstruktion der Lebenssituation zum Zeitpunkt des Auftretens der Beschwerden entschlüsselt die innere Dynamik seiner Herzangstneurose. Die heftigen thorakalen Schmerzen traten erstmals auf, als sein Vater – Inhaber eines kleinen Betriebes in Italien – beschloß, den jüngeren Bruder zum Erben einzusetzen. Aggressive Impulse dem Vater gegenüber wie auch Rivalitätsgefühle dem Bruder gegenüber waren dem Patienten weitgehend unbewußt. Im Gespräch wurde die gesamte Familie als überaus harmonisch idealisiert. Während der Autofahrt von und nach Italien verdichtete sich das pathogenetische Moment der Trennung bzw. Wiedervereinigung. Unbewußte Enttäuschungen und auch Wut wandelten sich in einer Wendung gegen das eigene Selbst zu Angst und Schmerz, wobei dem Herzen gerade für diese Dynamik eine besondere Symbolbedeutung zukommt. In dem Maße, in dem in einer konfliktzentrierten Therapie dem Patienten diese Enttäuschungen bewußt wurden, verlor sich seine Symptomatik.

Die Krankengeschichte macht deutlich, wie durch eine nur symptomorientierte, ausschließlich somatisch begriffene Medizin eine Krankheit über Jahre persistiert und zu chronifizieren droht. Neben der mangelnden Bereitschaft der zahlreichen behandelnden Ärzte, psychosoziale Hintergründe zu berücksichtigen,

1

sich Zeit zu nehmen für ein Gespräch, wird der Verlauf auch durch Eigenarten des Patienten bestimmt:

1. Seine Schwierigkeit, eine einigermaßen konstante Beziehung zu einem Arzt seines Vertrauens (Hausarzt) herzustellen.
2. Die Tatsache, durch ein EKG ohne pathologischen Befund zunächst beruhigt zu sein.
3. Eine starke eigene Abwehr gegenüber einem psychologischen Verständnis seiner Störung.

So gehen nicht selten konvergierende Abwehrmechanismen von Patient und Arzt unfruchtbare Allianzen ein.

Das erste Gespräch, die erste Begegnung zwischen einem Patienten und seinem Arzt findet in Klinik und Praxis täglich tausendfach statt. Diese Begegnung ist zumeist von kurzer Dauer, doch zeigen genaue Analysen solcher Erstgespräche und katamnestische Beobachtungen, daß sich oft schon in den ersten Momenten entscheidet, ob sich eine tragfähige therapeutische Beziehung entwickeln läßt oder ob die Begegnung unfruchtbar bleibt.

Der Patient gibt – oft unbewußt – Signale mit dem Ziel festzustellen, ob der Arzt bereit ist, ihn mit seiner Krankheit anzunehmen. Bildhaft gesprochen, versucht er herauszufinden, ob die Sendefrequenz seiner Botschaft mit der Empfangsfrequenz beim Arzt übereinstimmt. Der sachliche Inhalt seiner Botschaft imponiert zwar vordergründig, ist aber für die Begegnung nicht der einzig entscheidende Anteil. Wenn sich der Patient in dieser Phase des Kontaktes nicht verstanden fühlt, zu früh an eine diagnostische Apparatur angeschlossen wird oder auch den berühmt-berüchtigten Rezeptblock zwischen sich und dem Arzt erblickt, obwohl er doch noch Fragen hat, besteht die Gefahr, daß er sich zurücknimmt und die eigentliche Botschaft sobald nicht wiederholt. Diese kann z.B. lauten: Ich bin traurig, ich weiß nicht mehr weiter, ich stecke in einer Krise. Oft ist die Krisenhaftigkeit seiner Existenz dem Patienten selbst hinter einem körperlichen Symptom verborgen, und er braucht den Arzt als kundigen Übersetzer seiner Körperklagen.

Eine besondere Wachsamkeit und Aufnahmebereitschaft des Arztes gerade in der Anfangsphase der Begegnung ist ein sinnvoller Kraftaufwand. Er kann Umwege und Enttäuschungen ersparen und gehört somit zu jeder rationellen Diagnostik und Therapie. Aufmerksamkeit in dieser Phase, ruhiges Zuhören ohne allzu frühe diagnostische Einordnungen zahlen sich vielfach aus. Allein durch genaue Anamnese und einfache körperliche Untersuchung lassen sich über 80 % aller Diagnosen zutreffend stellen.

Die erste Begegnung ist geprägt von den Erwartungen des Patienten und den Möglichkeiten des Arztes, diesen Erwartungen zu entsprechen. Beide sind variabel. Manche Patienten erwarten zunächst einen Freiraum, in dem sie ihre Symptomschilderung breit entwickeln können, andere erwarten eher eine Strukturierung des Gesprächs durch den Arzt. Balint (1965, S. 42ff.) spricht vom „Angebot", das der Patient dem Arzt macht, wenn er mit der Schilderung seiner Beschwerden beginnt. („Horche auf den Patienten, er sagt Dir die Diagnose.") Oft verbirgt sich hinter einer Symptomschilderung ein ernsthafter Konflikt, der dem Patienten nur mehr oder weniger bewußt ist. Nur selten wird er sagen, eigentlich habe er keine Schmerzen, wolle „lediglich reden". Die Schilderung von Schmerzen und Beschwerden ist für ihn ein legitimer Weg, von sich selbst zu berichten. Deshalb ist es sinnvoll, auch einer etwas langatmigen Beschwerdeschilderung einen angemessenen Raum zu geben, auch wenn frühzeitig spürbar wird, daß das eigentliche Anliegen des Patienten ein anderes ist.

Mit dieser Symptomschilderung eröffnet der Patient einen Prozeß von Mitteilung und Wahrnehmung, bei dem auf seiten des Arztes empathisches Verstehen und kognitives Erfassen ineinander verschränkt sind. Man spricht vom diagnostisch-therapeutischen Zirkel, in dem Wahrnehmung – später auch Deutung und Realitätsprüfung – sich abwechseln. Obwohl mancher Patient vom Arzt eine Strukturierung dieses Gespräches erwartet, ist es doch zumeist sinnvoller, möglichst lange eine offene Atmosphäre zu erhalten und dem Patienten einen Freiraum zur Verfügung zu stellen, in dem er Informationen in Form eigener Einfälle und eigener Hypothesen aussprechen kann. Diese für sorgfältiges Hinhören verwendete Zeit bekommt der Arzt schon bald zurück, wenn nämlich der Patient sich verstanden fühlt und so der Boden für eine therapeutisch tragfähige Beziehung gelegt wird.

Das Modewort von der „Compliance" und die Klage über deren Mangel hätte kaum eingeführt zu werden brauchen, wenn nicht in dieser Anfangsphase der Arzt-Patient-Beziehung oft gravierende Fehler und Mißverständnisse zu beobachten wären. Zu frühe diagnostische Einordnungen und therapeutische Maßnahmen verhindern, daß der Kranke sich verstanden fühlt. Entsprechend schlecht ist später seine Mitarbeit, wenn belastende diagnostische und therapeutische Maßnahmen nötig werden.

Die unterschiedlichen Charaktere seiner Patienten bedingen, daß der Arzt mit unterschiedlichen Erwartungen konfrontiert wird. Was der eine Patient als notwendigen Freiraum empfindet, ist für den anderen schon Alleingelassensein. Kann der Arzt dies spüren, gewinnt er wertvolle Informationen über die Belastbarkeit und die Persönlichkeitsstruktur seiner Patienten. So ist z.B. das Verhalten von Angstkranken so angelegt, daß sie auf subtile Weise Hilfsimpulse beim Arzt auslösen. Ist er in der Selbstwahrnehmung geschult und nimmt bei sich solche Impulse wahr, sind sie ein Hinweis auf eine Angsterkrankung, mögen auch „sichere diagnostische Kriterien" noch verborgen sein. Die Psychoanalyse bezeichnet dieses diagnostische Instrument als „Wahrnehmung der Gegenübertragung".

Der Arzt verfolgt im Gespräch simultan verschiedene Ziele, die seine Aufmerksamkeit auf unterschiedlichen Ebenen mobilisieren. Zum einen sucht er nach objektiven Kriterien, die das Mosaik der geschilderten Beschwerden mit einem ihm bekannten Krankheitsbild in Übereinstimmung bringen. Er möchte zu einer Diagnose kommen. Zum anderen versucht er auf der empathischen Ebene zu erfassen, welches Anliegen „dahintersteht". Hierbei ist der Kranke nicht nur Objekt seiner Beobachtung, sondern Gegenüber in einer Begegnung zweier Subjekte. Nur wenn die Leitlinie kognitiver Durchdringung und die Leitlinie empathischen Verstehens einander ergänzen und letztlich konvergieren, kann die Beziehung für beide Seiten befriedigend sein. Eine Divergenz oder allzu große Asymmetrie wird das Gefühl des Mißverstehens oder der Inkompetenz hervorrufen und letztlich zum Scheitern der Behandlung führen.

Die Praxis zeigt, daß die Symptomschilderung nach einer gewissen Zeit abklingt. Die Erwartung des Patienten, daß der Arzt nun seinen Kommentar dazu abgibt, wird deutlicher. In dieser zweiten Phase ergänzen gezielte Fragen den spontanen Bericht. Die Gefahr für den Arzt liegt nunmehr darin, daß er seine diagnostischen Hypothesen durch einige gezielte, womöglich suggestiv formulierte Fragen für sich selbst absichert, um zu therapeutischen Überlegungen übergehen zu können. Natürlich rufen die Informationen des Patienten im Arzt Assoziationen bekannter Krankheitsbilder hervor. Doch sollten therapeutische Überlegungen frühestens dann einsetzen, wenn deutlich geworden ist, was das Symptom für den Patienten, womöglich auch für seine Umgebung und für die Familie bedeutet. Gelegentlich kann dies so weit gehen, daß der Arzt die Frage stellt: „Für wen oder gegen wen richtet sich diese Krankheit?" Gelingt es, dies mit dem Patienten gemeinsam herauszufinden, ist die Beziehung in der Regel weiter gefestigt. Ein zu frühes Festlegen auf eine Diagnose oder auf eine hinter dem Symptom vermutete Psychodynamik blockiert nicht selten einen noch nicht zu Ende gebrachten Erkenntnisprozeß. Weitere „gezielte" Fragen dienen dann nur noch dazu,

Erkenntnisfragmente zu stabilisieren und einen diagnostischen Torso herzustellen, der Stückwerk bleibt.

Im ärztlichen Gespräch sind Diagnostik und Therapie unlösbar miteinander verbunden. Jede diagnostische Frage ist insofern auch Therapie, als sie die Beziehung zum Patienten verändert.

Der amerikanische Psychotherapeut Rogers hat 3 ärztliche Verhaltensweisen beschrieben, die dazu dienen, die Beziehung zum Patienten zu verbessern und zu stabilisieren. Es sind:

1. die Verbalisierung emotionaler Erlebnisinhalte des Patienten,
2. emotionale Wärme und positive Wertschätzung, die der Therapeut dem Patienten entgegenbringt, und
3. die Echtheit bzw. Selbstkongruenz, die der Therapeut zwischen seinem Erleben, seinen Wertvorstellungen und seinen verbalen und nonverbalen Äußerungen herstellt.

Dies setzt voraus, daß die Aufmerksamkeit des Arztes nicht nur auf den Patienten, sondern auch auf sich selbst und die eigenen Gefühle gerichtet ist. So kann er lernen, den Einfluß eigener Reaktionen auf seine Beziehung zum Patienten wahrzunehmen.

Im geschilderten Beispiel gelang all dies über 2 Jahre lang nicht, weil sowohl die Abwehr des Patienten wie auch die Abwehr vieler behandelnder Ärzte einem tieferen Krankheitsverständnis entgegenstanden.

Literatur

Balint M (1965) Der Arzt, sein Patient und die Krankheit. Klett, Stuttgart
König K (1993) Kleine psychoanalytische Charakterkunde. Vandenhoeck & Ruprecht, Göttingen
Rogers CR (1973) Die klientbezogene Gesprächstherapie. Kindler, München
Schonecke O, Herrmann JM (1990) Das funktionelle kardiovaskuläre Syndrom. In: Uexküll T (Hrsg) Psychosomatische Medizin. Urban & Schwarzenberg, München Wien Baltimore

Ethische Aspekte der ärztlichen Gesprächsführung

I. EISENMANN

Alle Krankheiten, seien es Bagatellfälle, unverschuldete Unfälle oder häufig sich wiederholende, länger andauernde oder chronische Erkrankungen, werden in aller Regel von dem davon betroffenen Menschen als von außen eintreffende Störungen angesehen, die möglichst schnell und effizient zu beseitigen sind. Dabei wird die Frage der eigenen Beteiligung und Verantwortung an der Krankheit nur in wenigen, sehr offensichtlichen Fällen überhaupt für möglich erachtet, wie bei einem Übermaß an Rauchen, Alkohol- und Nahrungsmittelgenuß. Dagegen werden Streßabusus, Hektik oder Einseitigkeit im Namen eines öffentlich gebilligten Wertes in ihren krankmachenden Folgen dem Individuum weniger zur Last gelegt. Weitgehend tabuisiert und verdrängt ist die Frage der Beziehung der Person zur jeweils eigenen Krankheit und der Übernahme von Verantwortung für damit zusammenhängende psychische Problemlagen.

Mit dieser Tabuisierung korrespondiert die unterschiedliche Bewertung physischer und psychischer Symptome. Nachweisbare physiologische, morphologische oder biochemische pathologische Veränderungen werden immer ernst genommen. Ihnen wird der schuldlose Status der Krankheit zugewiesen.

Gefühle von Angst, Neid, Eifersucht, Konkurrenz, Zorn, Aggression, die mit solchen Störungen in Zusammenhang stehen, dürfen kaum je offen eingestanden werden. Im herkömmlichen Sinne gilt die körperliche Ebene überwiegend als honorig, schuldlos; die psychische dagegen als selbstzuverantwortende, entlarvende, schuldige.

Aus dieser Grundeinstellung zur eigenen Krankheit als einem von außen unverschuldet erlittenen Schicksalsschlag folgt dann das Ansinnen an den Arzt oder die Ärztin, die Störung so schnell wie möglich verschwinden zu lassen. Wenn die therapeutischen Maßnahmen über längere Zeit nicht den gewünschten Erfolg bringen, so entstehen Frustration, Angst, Aggression und Ohnmachtsgefühl auf beiden Seiten. Nicht selten wird dann versucht, durch eine hektisch betriebene Polypragmasie die erwünschte Besserung herbeizuzwingen, oder ein ärgerlich vorgenommener Arztwechsel soll weiterhelfen. Die Redewendung: „Sie sind nun wirklich meine letzte Rettung" weist dann auf das hier angesprochene Problem hin.

Dem Verständnis der Patienten zu ihrer Krankheit entspricht in fataler Weise ein auf Asymmetrie gegründetes Rollenverständnis vieler Ärzte. Nicht selten wird unter Medizinern die Meinung vertreten, daß eine Asymmetrie in der Beziehung zwischen Arzt und Patient unaufhebbar sei, die in der Grundkonfiguration der Medizin ihr Fundament besitze: ein Mensch in Not und ein Mensch als Helfer. Dieser Standpunkt ist zweifellos berechtigt, solange ein Patient sich im Zustand der Bewußtlosigkeit, der akuten Gefahr, des psychischen oder physischen Ausnahmezustands befindet. Hier muß der Arzt weitgehend Stellvertretung und Verantwortung für die Belange des Patienten übernehmen. Wird diese Asymmetrie vom überlegenen, progressiven Helfer oben und dem unterlegenen, regressiven Hilfesuchenden unten undifferenziert auf alle Krankheitsfälle übertragen, so resultiert daraus eine mangelhafte Beachtung und Nutzung der Ressourcen des Kranken sowie eine Überschätzung der vom Burn-out-Syndrom bedrohten Kräfte des Arztes.

Widersteht der Arzt der Versuchung nicht, in die Rolle des alles wissenden und könnenden Helfers zu schlüpfen, der im Patienten überwiegend das hilfsbedürftige, geschwächte Mangelwesen sieht, so verführt diese Einstellung den Patienten dazu, an den Arzt die volle Verantwortung für eine Genesung zu delegieren. Der Patient versucht so, den Arzt in die moralische Pflicht zu nehmen, beide geraten unter Druck und Zugzwang und verharren im Rollenstereotyp des Hilfsbedürftigen unten und des gesunden, mit Weisheit und Kompetenz ausgestatteten Therapeuten oben, der seine überlegenen Künste nach unten abgibt bis zur vollen Erschöpfung und Verausgabung, ohne daß der bedürftige Kranke satt würde, da er ja selbst am Prozeß nicht verantwortlich beteiligt ist.

Eine inadäquate Verlagerung der Verantwortung für Krankheit und Gesundheit von den Patienten auf die Ärzte ist in ethischer Hinsicht problematisch, in praktischer Hinsicht kontraproduktiv. Zur Lösung des Problems kommt der ärztlichen Gesprächsführung und der dabei bezogenen Position mit ihrem weltanschaulichen Hintergrund eine besondere Bedeutung zu. Dem Patienten ist zugute zu halten, daß er sich in einer geschwächten Lage befindet, von seinem Schicksal überrascht und niedergedrückt ist.

Er reagiert mit Angst und Verunsicherung, bisherige als selbstverständlich vorausgesetzte Werte tragen nicht mehr, und es droht ein Absturz in eine gefährliche Resignation anstelle einer Weiterentwicklung auf anderer Ebene mit neuen Werten. Daher ist gerade in einer solchen Situation das schwierige und schmerzhafte Umdenken in bezug auf Krankheit und Verantwortung nur durch geduldige und bewußte Begleitung von außen zu erwarten. Somit kommt der Art der Kommunikation zwischen Arzt und Patient eine eminente Bedeutung zu mit weitreichenden ethischen Implikationen.

Es stellt sich immer wieder die Frage, ob es dem Arzt primär um rasche, erfolgversprechende medizinische Maßnahmen geht, welche sich an allgemein verbindlichen Daten orientieren und den Patienten kaum im Visier haben, oder ob er darüber hinaus eine Beziehung zwischen sich und dem Kranken herzustellen vermag sowie vor allem zwischen dem Kranken und seiner Krankheit.

Der Ethik des ärztlichen Gespräches obliegt es, die außerordentlich prekäre Frage, welche Verantwortung Individuen für ihren kranken oder gesunden Zustand haben, in akzeptabler Weise dem Patienten nahezubringen.

Das Gespräch hat die sichtbare (und darum oft für realer gehaltene) Oberfläche in Beziehung zu setzen zum verborgenen tieferen, aber darum nicht weniger realen Untergrund der psychischen Motivationen.

Es hat zu klären, in welchem derzeitigen familiären, beruflichen und lebensgeschichtlichen Kontext der Patient sich befindet. Nur in diesem Bezugsrahmen ist der nächste kleine konkretisierbare Schritt des Patienten zu erarbeiten: das bedeutet, auf schnelle, eingreifende Symptombeseitigung zu verzichten (wenn es nicht unbedingt erforderlich ist) zugunsten einer geduldigen, zeitaufwendigen Entschlüsselung des Symptoms nach der in ihm enthaltenen Signalfunktion. Dabei ist es notwendig, die verbliebenen Ressourcen und Stärken des Patienten immer wieder zu betonen und zu ermutigen. Von den intakten Inseln aus ist es leichter und erträglicher, Schwachstellen zu akzeptieren und sich mit ihnen auseinanderzusetzen.

Für den Arzt ist es weise, seine Grenzen und Möglichkeiten rechtzeitig zu deklarieren und darauf zu achten, beim Patienten jeden verbliebenen Funken von Autonomie zu respektieren und zu fördern.

Sobald der Zustand akuter Hilflosigkeit überwunden ist und der Kranke gesprächsfähig wird, kann er eine Beziehung zur Außenwelt aufnehmen und gleichzeitig eine Einstellung zu sich selbst und zu seinem Leiden gewinnen. Er muß dann unter allen Umständen in zunehmendem Maße an dem Prozeß seiner Gesundung oder zumindest an einem lernenden Umgang mit seiner Krankheit beteiligt werden.

Die Kunst des ärztlichen Gesprächs besteht darin, diesen Vorgang in Gang zu bringen, zu katalysieren, zu begleiten im Dialog, möglichst wenig in monologen Anweisungen und Interpretationen. Voraussetzung für diese Kunst ist die Vertrautheit mit unterschiedlichen Bewußtseinsebenen, mit entsprechend verschiedenen Verständigungsmöglichkeiten. Andernfalls wird der Arzt nicht die Sprache finden, die der Patient verstehen und annehmen kann, die ihn bewegt und berührt am Ort seines Krankseins. Bleibt der Arzt einer asymmetrischen Grundhaltung verhaftet, so·kann er nur schulisch gelernte Methoden allgemein anwenden; aber er wird nicht die autonomen Geister des kranken Individuums wecken und hervorlocken und sich von diesen belehren lassen können. Damit bringt er sich um die Teilnahme am inneren Geschehen des Kranken und somit um die substantiellste Lernmöglichkeit überhaupt.

Das Gespräch, das einander erreicht, beruht auf einer dialogischen Beziehung zwischen gleichwertigen Beteiligten, die auf unterschiedliche Weise füreinander bedeutungsvoll werden. Beide Seiten bringen verschiedene Standorte und Werthaltungen in den Dialog ein. Beide Seiten lernen, erweitern ihren Horizont, wenn sie nicht ausschließlich das bestätigen möchten, wovon sie schon vorher überzeugt waren.

Literatur

Eibach U (1988) Medizin und Menschenwürde. Brokhaus, Wuppertal
Engelhardt D v (1989) Ethik im Alltag der Medizin. Springer, Berlin
Jonas H (1985) Technik, Medizin und Ethik. Insel, Frankfurt
Weizsäcker V v (1946) Körpergeschehen und Neurose. Klett, Stuttgart

Der Arzt im Spiegel des Patienten – Erwartungen, Ängste, Kritik

M. EISENMANN

Vorbemerkung

Die Arzt-Patient-Beziehung hat sich in der Neuzeit wesentlich verändert. Beide Partner fühlen sich in ihrem Rollenverständnis verunsichert. Ein kurzer Blick in die Vergangenheit verdeutlicht den Wandel. Die numinöse Position des Arztes hat sich aus der ärztlichen Weisheit in der Antike mit ihrem gottähnlichen Anspruch entwickelt und wurde im 19. und 20. Jahrhundert durch die großen naturwissenschaftlichen Erfolge verstärkt. Ärztliche Würde, Autoritätsanspruch und Standesloyalität sind Verhaltensweisen mit einer tiefen historischen Wurzel, die erst in der Neuzeit kritisch hinterfragt werden. Ganze Literaturgattungen, die bis zu den hippokratischen Schriften zurückreichen, haben sich mit diesem Fragenkomplex beschäftigt (de habitu, de introitus ad aegrotum). Zitate aus Schriften des 19. Jahrhunderts belegen die starke Rollenfixierung: „Dem Kranken gegenüber sei der Arzt souverän, auch da, wo vielleicht kein Grund vorliegt, fingiere man des größte Selbstvertrauen zu seiner Kunst."

„Der Leidende allemal, auch als ein psychisch unzurechnungsfähiges Individuum anzusehen sei. Der Arzt immer und unter allen Umständen das Gefühl zu behalten habe, über dem Kranken zu stehen, das Gefühl der Gebende zu sein."

Gemessen an diesem Hintergrund wird verständlich, warum mancher Arzt sich heute von den Erwartungen seiner Patienten in Frage gestellt sieht.

Was erwarten wir vom Arzt?

Beispiele aus einer Praxis

In der nachfolgenden Zusammenstellung handelt es sich um charakteristische, wörtlich wiedergegebene Äußerungen von Patienten:

„Ich möchte im Gespräch lieber geführt werden. Er soll viel mit mir reden, so daß ich mich nicht allein fühle."

„Ich möchte nur einen kleinen Anstoß, ich möchte selber reden und bestimmen, was ich zu sagen habe."

„Erst muß das Vertrauen da sein. Er muß Zeit haben und gut zuhören können, dann erst wächst Vertrauen, das ist für mich das wichtigste."

„Ich möchte erst was loswerden, Fragen sollen erst später gestellt werden. Ich möchte Gesprächsangebote vom Arzt nur dann, wenn es mir sehr schlecht geht. Das Selbersprechen fällt dann so schwer. Also wenn es mir ganz schlecht geht, will ich gefragt werden. Wenn es mir aber besser geht, möchte ich selber erzählen."

„Ferner muß er Zeit haben, nur dann kann ich mich mitteilen. Ich möchte zum Sprechen ermuntert werden. Ich möchte nicht ausgefragt werden, ich kann mich nur schrittweise mitteilen."

„Ich möchte gerne gefragt werden und dann einen Freiraum haben zum Selbererzählen und auch eine Ermunterung zum Sprechen."

„Ich möchte die Möglichkeit haben, auch Fragen zu stellen, die einem selbst als dumm vorkommen. Der Raum soll ansprechend eingerichtet sein und vor allem nicht einengend wirken."

„Ich möchte gerne, daß ich im Gespräch geführt werde."

„Ich wünsche mir, daß der Arzt sachlich redet und nicht darum herumredet, ich möchte als Partner in das Gespräch einbezogen werden; der Arzt soll auch manchmal persönliche Dinge von sich selbst mitteilen."

„Ich wünsche mir vor allem, daß die Sprechzimmer nicht immer weiß eingerichtet sind, sondern auch Farbe zeigen; von mir aus könnte auch eine Untersuchungsliege farbig sein. Letztlich ist für mich die menschliche Zuneigung entscheidend; ich wünsche mir auch, daß Ärzte nicht so starr ihre Anweisungen geben. Im Vorbringen meiner Beschwerden möchte ich nicht zu schnell abgeblockt werden. Im Gespräch soll mir der Arzt dazu verhelfen, Distanz zu meinen eigenen Krankheitssymptomen zu gewinnen."

„Die Atmosphäre einer Praxis ist für mich sehr wichtig, manchmal entscheidet schon diese. Ich empfinde schon im Wartezimmer, ob ich mich einem Gespräch eröffnen kann. Wenn die Atmosphäre gut ist, erleichtert sie wesentlich den Abbau meiner Hemmschwelle. Auch finde ich den Empfang durch die Sprechstundenhilfe sehr wichtig. Ich möchte nicht, daß der Arzt seinen weißen Kittel trägt. Im Gespräch finde ich es sehr hilfreich, wenn der Arzt selbst ein Stück von sich preisgibt. Im er-

sten Gespräch erwarte ich von seiner Seite auch eine gewisse Strukturierung. Er soll eine optimistische Stimmung verbreiten. Ferner ist für mich die Sicherheit seines Auftretens sehr wichtig, er darf nicht unsicher wirken. Je offener er auf mich wirkt, je persönlicher und menschlicher er in seiner Ausstrahlung ist, desto leichter kann ich mich eröffnen. Er sollte alles daran setzen, eine angstfreie Atmosphäre zu schaffen."
„Ich möchte, daß der Arzt möglichst viele Fragen stellt, damit ich sie gezielt beantworten kann. Für mich ist die Atmosphäre des Wartezimmers sehr wichtig, da ich oftmals daraus schließen kann, wie der Arzt auf mich wirkt. Der freundliche Empfang seitens der Arztsekretärin ist ebenfalls sehr wichtig; ich fühle mich dann gleich wohler."

Ängste

„Die Ärzte stehen oft so weit oben, werfen manchmal Fachausdrücke hin, man getraut sich dann nicht, sich diese erklären zu lassen."
„Ich bekam meinen ersten Schock bei einem Arzt, der hatte ein enges und dunkles Zimmer mit furchterregenden Skulpturen und ausgestopften Tieren."
„Zu lange Pausen kann ich nicht ertragen, ich bin dann plötzlich auf mich allein gestellt."

Kritik

„Wenn es hektisch zugeht, stört mich das sehr."
„Wenn es schemenhaft abläuft, diese Kurzabfertigung, Gefühl nur eine Nummer zu sein, das kann ich nicht ertragen, das stört mich am meisten."
„Im Gespräch mag ich nicht, wenn er wehleidig mit mir umgeht, ich mag keine übersteigerte Teilnahme, so z.B. wenn er sagt, ‚ach, wie schrecklich – das tut mir aber leid‘; ich mag auch nicht, wenn er sagt, ‚das machen wir schon‘, vor allem die Wir-Form im Gespräch schätze ich nicht oder allgemeine Sprüche."
„Ich habe die Erfahrung gemacht, daß oftmals die Ärzte von sich erzählen, wie schlecht es ihnen gehe, z.B.: ‚In meiner Gegend gibt es jetzt mehr Ärzte als Stammkneipen!‘ Besonders störend finde ich, wenn Ärzte gleichzeitig 2 oder mehr Sprechzimmer haben. Wenn kein Bild an der Wand hängt oder wenn zuviel Neutralität in der Einrichtung zum

Ausdruck kommt, fühle ich, daß auch der Arzt kein Interesse an seinen Patienten hat."

„Ich möchte auch, daß der Arzt unbedingt seine ärztliche Schweigepflicht einhält. Ich war früher Arztsekretärin und weiß, daß diese oftmals nicht ausreichend eingehalten wird."

Die Probleme zwischen Arzt und Patient

Das Verhältnis zwischen dem Arzt und seinen Patienten kann nicht isoliert betrachtet werden. Sowohl bei umfangreichen deutschen wie amerikanischen Untersuchungen zeigt sich, daß ein erheblicher Teil der Patienten durch den Gesprächsverlauf mit dem Arzt frustriert ist und das Gefühl hat, von ihm wenig beachtet zu werden. Sie machen auch die Erfahrung, daß sie gelegentlich bei Ärzten nicht ganz ernstgenommen werden und fürchten, daß sich der Arzt distanziert und kühl verhält.

Es darf jedoch nicht verkannt werden, daß die Erwartungen und Ansprüche der Patienten oft auch unrealistisch und überhöht sind. Die Mehrzahl der Patienten kommt zu ihrem Arzt mit körperlichen Beschwerden. Sie haben den Eindruck, daß man Ärzte nur mit körperlichen Schwierigkeiten aufsuchen kann. Sie bieten sogenannte *Präsentiersymptome,* mit deren Hilfe sie sich sozusagen einen Zugang zum Arzt verschaffen und seine Aufmerksamkeit zu erlangen suchen. Es hieße jedoch den Patienten in seinen Aussagen und seinem Erleben nicht ernst nehmen, würde man, ungeachtet der Beschreibung, die er von seinen Symptomen gibt, sofort auf psychische Fragen zu sprechen kommen.

Insgesamt zeigt sich, daß des Verhältnis der Patienten zu psychischen Störungen erheblich problematischer ist als gegenüber organischen Erkrankungen. Patienten trauen sich im seelischen Bereich weniger, die Hilfe des Arztes in Anspruch zu nehmen; sie haben im allgemeinen auch den Eindruck, daß sich die Ärzte für diese Schwierigkeiten weniger interessieren. Da seelisches Leiden oft als persönliches Versagen empfunden wird, bedeutet das Eingeständnis von seelischer Hilfsbedürftigkeit auch besondere Schwäche, es wird befürchtet, daß die Beschäftigung mit innerseelischen Belastungen den Betreffenden als wehleidigen Hypochonder erscheinen lassen.

Vielen Patienten erscheint es als erleichternd, rational besser einsehbar und von ärztlicher Seite angemessener anerkannt, wenn sie eher als organisch krank denn als seelisch gestört gelten. Während also viele Patienten befürchten, der Arzt höre ihnen nicht richtig zu, mögen viele Ärzte bezweifeln, ob der Kranke, der in ihre Praxis kommt, tatsächlich in der Lage ist, seine Beschwerden richtig zu formulieren. Das Problem der Kommunikation zwischen Arzt und Patient beruht also auf Gegenseitigkeit.

Konsequenzen für den Arzt

Gelingt eine offene, vertrauensvolle Beziehung, so ist es dem Patienten eher möglich, auf ihn störend wirkende Faktoren mitzuteilen. Geschieht dies nicht, so bleibt die Beziehung vordergründig und belastet in erheblichem Umfang das therapeutische Milieu. Einer der am häufigsten kritisierten Punkte ist die Zeitnot des Arztes, die beim Patienten zu der eingeschränkten Bereitschaft führt, sich auszusprechen. Schon beim ersten Kontakt sollte ein entspanntes Gefühl des Angenommenseins entstehen, das die Mitteilung erleichtert. Häufig wird sich dieses Gefühl beim Patienten nicht einstellen, da ein volles Wartezimmer, eine hektische Atmosphäre ihn daran hindern.

Die sogenannte „kühle Atmosphäre" mit ihrer vielschichtigen Dimension ist häufig ein angstauslösender Faktor. Es ist nicht allein das forsche, distanzierte Auftreten, das Furcht einflößt, es können auch die zahlreichen Begleitumstände sein: kühler, unfreundlicher Empfang durch die Mitarbeiter, sterile Gestaltung der Räume, Unterbrechung des Gesprächs durch Telefonate, akustische und optische Signale, eine beängstigende Plastik.

Gustave Thibon faßt die wesentlichen Erwartungen des Patienten an den Arzt in die Worte: „Ich möchte als Mensch von einem Menschen behandelt werden. Mein Vertrauen geht von Mensch zu Mensch, und zwar zu demjenigen, den ich zu Hilfe rufe. Es wird um so größer sein, je menschlicher die Art und Weise ist, in der er meinem Hilferuf Folge leistet, was keineswegs den Wert des Technischen ausschließt, denn ein Teil meines leidenden Selbst verlangt jene Erleichterungen, welche die Technik gewährt. Umgekehrt würden in mir Mißtrauen und Skeptizismus in dem Maße zunehmen, in dem der Arzt – festgelegt auf Technik oder Spezialgebiet – mir ein offenes, menschliches Gehör entzöge und in mir nichts anderes als einen ‚Fall', eine Nummer sähe – alles das, was eben genau genommen *mein* Ich nicht bestimmt . . ."

Es darf nicht verkannt werden, daß psychisch belastete Patienten auch für den Arzt eine zusätzliche psychische Belastung darstellen, sie erfordern erhöhte Aufmerksamkeit, eine Bereitschaft zur Auseinandersetzung und stellen eine Herausforderung an die menschlichen Qualitäten des Arztes dar.

Abschließend lassen sich zur Verbesserung der Kontaktgestaltung einige Thesen herausstellen:

1. *Arbeitsbündnis*
   a) Zurückhaltung, Mißtrauen, Widerstand und Abwehr des Patienten berücksichtigen und respektieren.
   b) Die Notwendigkeit gemeinsamer Bemühungen zum Ausdruck bringen.
   c) Partnerschaftlicher Ansatz, Verständnisbereitschaft des Arztes fördert Mitteilungsbereitschaft des Patienten.
2. *Unterstützen*
   a) Stärkung des Gesundungswillens des Patienten.
   b) Die zum Ausdruck gebrachten, aber nicht explizierten Gefühle des Patienten spiegeln.
   c) Zustimmen, bestätigen, akzeptieren.
3. *Zuhören*
   a) Redefluß des Patienten nicht vorzeitig unterbrechen.
   b) Pausen ertragen können.
   c) Abwarten, ausreden und zu Ende denken lassen.
   d) Raum gewähren für ausweichende und abschweifende Äußerungen.
   e) Offene Fragen stellen.
4. *Ernstnehmen*
   a) Organische und seelische Symptome spontan und ausführlich schildern lassen.
   b) Phantasien, Irrationalismen und Vorstellungen anhören.
   c) Interesse für den gesamten Menschen signalisieren.

Die oben genannten „Spielregeln" können zu einer besseren Kontaktgestaltung des Verhältnisses Patient – Arzt beitragen. Der persönliche Ausdruck, der individuelle Stil beider Partner soll bewußt akzeptiert und zugelassen werden; eine besondere Hilfe hierzu ist für den Arzt die Teilnahme an einer Balint-Gruppe.

Literatur

Engelhardt D v (1985) Arzt und Patient im Wandel der Zeiten. Focus MHL 2: 142–149

Fassbender CF (1981) Arzt, Patient, Zusammenarbeit. 2. Rotenburger Symposium. Boehringer, Mannheim

Geisler L (1987) Arzt und Patient – Begegnung im Gespräch. Pharma, Frankfurt

Lüth P (1986) Von der stummen zur sprechenden Medizin. Campus, Frankfurt/Main

Schipperges H (1989) Das Bild des Arztes. Schriftenreihe Bez. Ärztekammer Südwürttemberg

Das Gespräch mit somatisch und psychosomatisch Kranken – Allgemeiner Teil

H. FEIEREIS

Von der Anamnese zur Diagnose

Gilt heute noch der früher schon in der propädeutischen Medizin gelehrte Satz, die Erhebung einer gründlichen Anamnese sei eine Kunst und bedeute etwa 70 % der Diagnose? Haben nicht die inzwischen nahezu unbegrenzten diagnostischen Möglichkeiten mit vielen naturwissenschaftlich exakten Aussagen das anamnestische Gespräch lediglich auf eine Kontaktaufnahme zwischen Arzt und Patient reduziert, auf eine kurze Schilderung der Beschwerden, die sich in wenigen Minuten fixieren läßt (Feiereis 1992)?

Eine 20jährige Frau bekommt am Ende ihrer Ferien in Spanien Schmerzen im Leib, schließlich Durchfälle mit Schleim und etwas Blut. Da auch nach ihrer Rückkehr eine symptomatische Therapie unwirksam blieb, wird eine koloskopische Untersuchung erwogen. Die Patientin kommt ins Gespräch mit dem Arzt bei der Schilderung ihrer Beschwerden kaum zu Wort, erhält einen Untersuchungstermin und gleichzeitig eine Informationsschrift mit der Bemerkung: „Sie haben eine Colitis ulcerosa." Zu Hause liest sie darin: „Einmal Colitis, immer Colitis" und „Die Colitis ulcerosa ist eine chronische Krankheit, dies besagt, daß sie einen lebenslangen Verlauf nehmen und immer wieder in Schüben auftreten wird". Voller Ängste denkt sie an Suizid angesichts der Vorstellung, nie wieder gesund zu werden.

Ein Beispiel, wie es wahrscheinlich selten in dieser Form vorkommen mag, aber dennoch zeigt, wie unbedacht und zum Teil paradox der Weg von der Anamnese zur Diagnose und Therapie sein kann, wie notwendig es ist, Form und Inhalt der Anamnese, des ärztlichen Gespräches, des „psychosomatischen Zugangs" (Luban-Plozza u. Pöldinger 1977) gegenüber der ständig zunehmenden Perfektion technischer Diagnostik um keinen Preis zu vernachlässigen.

Die wichtigsten formalen Leitpunkte für die Anamnese sind in Abb. 1 zusammengefaßt. Unzumutbare Wartezeiten, eine Schreibtischbarriere gegenüber dem sitzenden oder liegenden Patienten lassen sich ebenso vermeiden wie Störungen durch Telefonate, fragende Sprechstundenhilfen oder gar die gleichzeitige Versorgung mehrerer Patienten in verschiedenen Sprech- und Behandlungszimmern. Während früher in den großen Sälen der Krankenhäuser Anonymität und Schweigepflicht zwangsläufig mehr Wunsch als Wirklichkeit waren, beruhen Verstöße heutzutage weitaus mehr auf dem allzu nachlässigen Umgang mit dem gesprochenen und geschriebenen Wort gegenüber Dritten (Feiereis 1992).

Den Patienten ernst zu nehmen, ihm ohne Zeitdruck („Sprech-Stunde"!) zuhören zu können, ihn durch offene Fragen, die ihm nicht die Alternativantwort „ja", „nein" aufzwingen, selbst Schwerpunkte setzen zu lassen, somit die spontanen Assoziationen des Patienten zu fördern und andererseits die Anamnese zu lenken (Wesiack 1984) und kontinuierlich konzentriert zu bleiben, gehört ebenso zu den formalen Leitlinien wie das einfühlsame Vorgehen analog der somatischen Diagnostik und Therapie.

Die formalen Teile der Anamnese im ärztlichen Gespräch gelten für alle Kranken; die inhaltlichen Akzente ergeben sich ebenso wie die notwendigen Einschränkungen aus Art und Schwere der Krankheit.

Das zur Diagnose führende anamnestische Gespräch beginnt mit Fragen nach den gegenwärtigen Beschwerden, nach möglichen Auslösungsfaktoren sowie nach der vorausgegangenen Diagnostik, ihren Ergebnissen und der Therapie. Weitere wichtige Informationen enthält die Anamnese des individuell empfundenen Krankheitswertes, eigener Gedanken und Gefühle des Patienten und seiner subjektiven Einstellungen und Empfindungen (Argelander 1970) zur gesamten Symptomatologie der Krankheit (autoplastisches Krankheitsbild nach Goldscheider). Mit der Schilderung des Patienten, wie er Entstehung und Verlauf seiner Krankheit sieht, erhält der Arzt die große Chance, etwa eine hypochondrische Krankheitsentwicklung (z.B. Karzinophobie), einen sekundären Krankheitsgewinn oder die Krankheit als Ausdruck der Scheinlösung eines Konfliktes (Feiereis u. Thilo 1980) zu erkennen.

Die Information über den aktuellen sozialen Status schließt sich an, bevor die Anamnese der früheren Krankheiten, der biographischen Entwicklung und des Familienbildes erhoben wird. Bereits hier gewinnt der Arzt häufig einen diagnostisch und therapeutisch verwertbaren Einblick in die Ätiopathogenese, z.B. über Anteile erbdispositioneller Faktoren, in die Plurikausalität der Krankheit, prämorbide Struktur des Patienten, angeborene oder erworbene Organdisposition, individuelle Reaktionsweise, pathoplastische Abwandlung und Modifikationen des Krankheitsverlaufes (Feiereis u. Thilo 1980).

Bio-psycho-soziale Anamnese als ärztliches Gespräch

Form ⌒ Inhalt

ν Wartezeit

ν Gegenwärtige Beschwerden

ν Bisher festgestellte Befunde

ν Vorausgegangene Therapie: medikamentös, physikalisch, psychotherap. u.a.

ν Sitzanordnung
(Schreibtischbarriere)

ν Frühere Krankheiten und Befunde

ν Objektivierung durch Beiziehung von Unterlagen

ν Anonymität und Schweigepflicht

ν Berufliche Entwicklung und gegenwärtiger sozialer Status

ν Familienanamnese

ν Beziehungen zu den Mitmenschen in Familie, Beruf und Freizeit

ν Kontakt: ernst nehmen
               zuhören
               ohne Zeitdruck
               („Blick auf die Uhr")

ν Erkennbare aktuelle oder frühere Konflikte

ν Verlust- oder Trennungserlebnisse

ν Auslösende Ereignisse in engem zeitlichen Zusammenhang mit dem Beginn der Krankheit

ν Fragetechnik: schmerzfrei
               verständlich
               erst offen – nachgiebig
               dann vertiefend –
               konkret

ν Subjektives Erleben der Krankheit

ν Eigene Vorstellung des Patienten über Entstehung und Art seiner Krankheit: Subjektive Krankheitstheorie

ν Wachträume, Nachtträume, Phantasien, Wünsche

ν Kontinuität: keine Störung
               durch Telefon,
               Sprechstundenhilfe,
               Simultanarbeit des
               Arztes
               u.a.

ν Persönlichkeitsstruktur des Patienten

ν Fragen des Patienten

ν Ergänzende diagnostische Maßnahmen und Differentialdiagnose

ν Bild des Patienten: Mimik, Gestik, Sprache

ν Empfindungen in der Gegenübertragung des Arztes

ν Notwendige Initialtherapie?

Abb. 1. Form und Inhalt des Gespräches von der Anamnese zur Diagnose

Die Fremdanamnese durch Angehörige halten wir für eine wichtige, notwendige und nicht aufzuschiebende Ergänzung. Das patientenzentrierte anamnestische Gespräch wird hierdurch selten beeinträchtigt; es sei denn, daß begleitende Angehörige Schwierigkeiten haben, die Priorität des Patienten anzuerkennen und sich zunächst zurückzuhalten. Ebenso sollten alsbald Befunde und Ergebnisse aus früheren ambulanten oder stationären Untersuchungen hinzugezogen werden. Der Arzt kann in aller Regel das Einverständnis des Patienten voraussetzen, ohne dessen ausdrückliche schriftliche Erklärung. Im gleichen Sinne sollten auch die Ärzte denken und handeln, die um diese Unterlagen gebeten werden.

Die Beobachtung der Körpersprache des Patienten, seiner psychomotorischen Ausdrucksweise, z. B. symbolischer Bewegungsabläufe oder demonstrativer Gesten, erweitert das Spektrum der durch die Sprache vermittelten Informationen ebenso, wie die aufmerksam registrierte und möglichst passagenweise wörtlich dokumentierte Sprachform und Wortwahl einen hohen diagnostischen Wert enthalten.

Die Reflexionen des Arztes über seine Diagnostik und Therapie unterliegen vorwiegend der notwendigen Selbst- und Fremdkontrolle und -kritik, während das anamnestische ärztliche Gespräch des besonders wichtigen Instrumentes der Selbstbeobachtung bedarf. Mit der Überlegung „Was bewirkt der Patient in mir, und was möchte ich in ihm bewirken?" wird deutlich, wie bereits hier die Weiche zum Erfolg oder Mißerfolg des künftigen gemeinsamen diagnostischen und therapeutischen Weges gestellt werden kann oder unbemerkt gestellt wird.

Als weiteres wichtiges Merkmal eines ausgewogenen Anamnesegespräches gilt, dem Patienten genügend Zeit zu geben, seine ihn bedrängenden Fragen zu stellen.

Das diagnostische Gespräch

Die Anamnese bildet bereits einen Teil des diagnostischen Gespräches, das unvermindert dann einen hohen Rang besitzt und behalten wird, wenn formale Fehler, Zeitmangel, Empathiedefizit oder Flüchtigkeit ausgeschaltet sind und nicht nur mündlich oder schriftlich fixierte Stichwörter den kümmerlichen Inhalt bilden.

Der Befund der körperlichen Untersuchung, der psychopathologischen Symptome, aus der Lebensentwicklung des Patienten ableitbare psychodynamische Inhalte und schließlich erkennbare aktuelle oder aktualisierte Konflikte haben einen um so größeren diagnostischen Wert, je sorgfältiger vorgegangen wird.

Die Sorgfalt spiegelt sich auch in den Informationen wider, die dem Patienten im diagnostischen Gespräch vermittelt werden. Der früher von vielen Ärzten bevorzugte Stil, mehr zu schweigen als zu sprechen, sich mit einem Minimum diagnostischer Informationen für den Patienten zu begnügen, als ginge den Patienten dies alles gar nichts an, erscheint heute ins Gegenteil verwandelt: uneingeschränkte, mitunter gnadenlos erscheinende Aufklärung und ungefilterte Mitteilung ohne genügenden Bezug auf die Reaktionsweise und Struktur des Patienten, ohne Nutzen und Schaden abwägendes, individuell modifiziertes Verhalten unter der Devise „Wahrheit am Krankenbett". Eine unpersönliche, mit Allgemeinplätzen und Ungenauigkeiten gekennzeichnete, unreflektierte Sprache gehört nicht selten zu dieser Entwicklung. Ein Beispiel von vielen:

Bei einer 56jährigen Lehrerin, die unter tiefenpsychologischer und entspannungstherapeutischer Behandlung eine lange Zeit bestandene Herzphobie überwunden hatte, wird eine Schwellung eines Ovars festgestellt und auch computertomographisch bestätigt. Das diagnostische Gespräch beschränkte sich auf einen einzigen Satz: „Wenn ich Genauigkeitsfanatiker wäre, so würde ich aufmachen, aber was soll es, wenn es harmlos ist, so ist es nicht nötig, wenn aber ein Karzinom, so ist der Zug abgefahren."

Von ebenso großer Bedeutung ist das diagnostische Gespräch im Verlauf chemischer, physikalischer, apparativer Diagnostik. Die Ausgewogenheit zwischen notwendiger Information der Patienten über die Art der Untersuchung und ihr Ergebnis hilft, diese häufigen Fehler zu vermeiden, nämlich den Patienten über beides in Unkenntnis zu lassen oder umgekehrt ihn mit einem Wissen zu überhäufen, das ihm nichts nützt, vor allem dann nicht, wenn es am Patienten vorbei vermittelt wird. Alltägliche Beispiele bilden die Fach- und Lehrgespräche einer Gruppe von Ärzten, die gemeinsam eine apparative Untersuchung vornehmen und gleichzeitig kommentieren, z.B. bei der Endoskopie, Sonographie oder radiologischen Diagnostik. Fehldeutungen, Ängste oder gar Fehlbehandlungen des Patienten sind manchmal die Folge solcher bruchstückhafter paradiagnostischer Gespräche.

Die nach eigener jahrzehntelanger klinisch-internistischer Erfahrung häufigsten Fehler und deren Beispiele gerade bei der spezielleren Diagnostik sind in Abb. 2 zusammengefaßt. Alibidiagnostik, Wiederholungszwang, Überdiagnostik und Überinterpretation mit ihren Fehlern

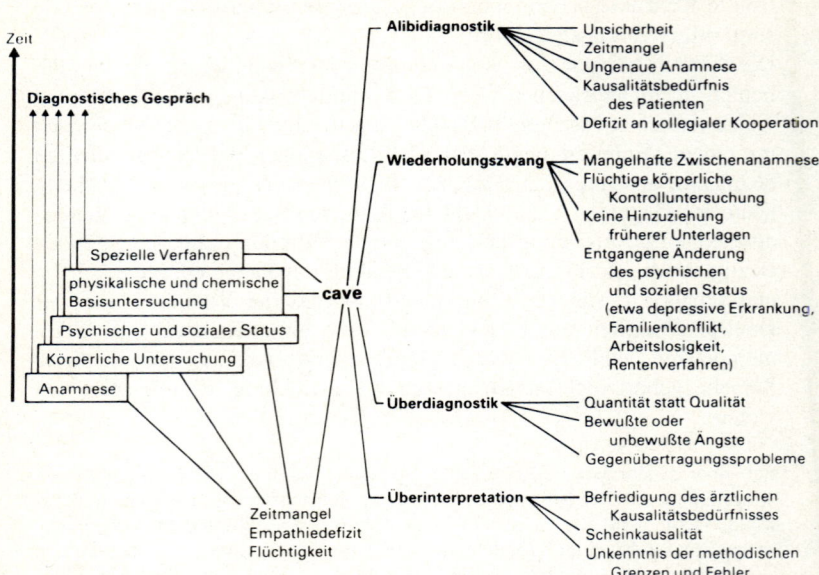

Abb. 2. Das diagnostische Gespräch, auch als Hilfe, um Gefahren und Fehler der Diagnostik zu vermeiden

und Gefahren bedeuten im günstigsten Fall einen vermeidbaren Umweg auf dem Wege zur Diagnose, im ungünstigeren Fall die Bahnung einer Chronifizierung des Leidens und womöglich eine einseitige diagnostische Orientierung, die nicht nur Form und Inhalt des diagnostischen Gespräches, sondern auch den weiteren therapeutischen Weg beeinträchtigt.

Das therapeutische Gespräch

Umfassende Anamnese, der Dialog auf den einzelnen Stufen der Diagnostik und das therapeutische Gespräch bilden eine Einheit; denn Therapie geschieht oft bereits während der ersten Sekunden der Begegnung mit dem Patienten, ebenso wie Anamnese und Diagnostik unaufhörlich, selbst bis zum Ende einer langen Behandlung, erweitert werden können. Die Gliederung der Therapie in die praktisch wichtigsten Schritte, die

24

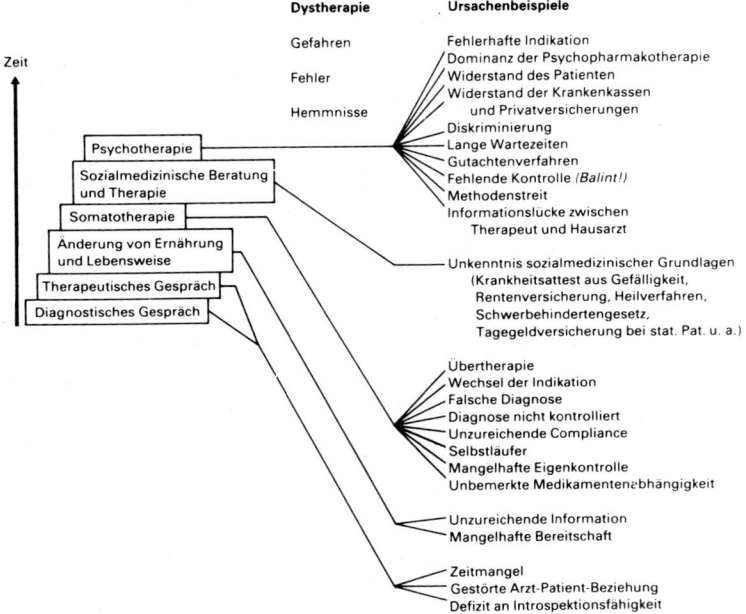

Abb. 3. Die krankenzentrierte Stufentherapie mit Beispielen für Gefahren, Fehler und Hemmnisse

Merkmale einer mißlingenden oder mißlungenen Therapie und Beispiele der Ursachen zeigt Abb. 3. Sie beruhen oft auf den Mängeln der Anamnese, der diagnostischen Schritte und der unzureichenden Kommunikation im therapeutischen Gespräch. Häufig bleibt es ohnehin aus Zeitdruck, vermeintlich oder real, wegen ungenügender Introspektionsfähigkeit des Patienten oder einer gestörten Beziehung zwischen Arzt und Patient fragmentarisch. In welcher Praxis findet z. B. eine Ernährungsberatung durch eine erfahrene oder sachkundige Diätassistentin statt? Wie nötig aber wäre diese Form des therapeutischen Gespräches angesichts der Vielzahl ernährungsbedingter Krankheiten, und seien es auch nur etwa 3 Stunden pro Woche, die für die Patienten hierfür zur Verfügung stünden.

Ebenso notwendig ist der Fluß des therapeutischen Dialoges innerhalb der körperbezogenen Behandlungen. Kein einziges Rezept mehr sollte im Vorzimmer ausgestellt werden, ohne daß ein Gespräch mit dem Arzt vorausgegangen ist. Gegenstand dieses Gespräches ist nicht allein die

25

Prüfung der weiteren Indikation und Dosierung, sondern auch die Klärung der Fragen über die für den Patienten oft unverständlichen, mißverständlichen oder ängstigenden Hinweise des Beipackzettels.
Jedes Wort, das in Verbindung mit operativen Eingriffen vorher oder nachher gesprochen wird, bedarf ebenso wie bei der diagnostischen Information eines abwägenden, individuellen Bezuges. Man vermag ihn nur dann herzustellen, wenn bereits die Anamnese ein ärztliches Gespräch und keine Stichwortsammlung dargestellt hat.

Eine 42jährige Patientin wird wegen eines Mammatumors (ihre Mutter und ihre Schwester hatten ebenfalls eine Mammakarzinomoperation) operiert. Das anamnestische und diagnostische Gespräch beruhte auf den beiden Sätzen: „Der Tumor ist schon längst vorhanden gewesen, eine harmlose Drüse. Nach der Operation können Sie mehr als 20 Jahre leben." Nach 2 Operationen (zunächst Segmentresektion, eine Woche danach Radikaloperation) und Diagnose einer isolierten Metastase der 5. Rippe lautete das therapeutische Gespräch: „Nein, das war zuviel gesagt, 4 Jahre noch, ist das nicht auch schön?" Diese 4 Jahre „suggerierten sich bei mir ein", Schlafstörungen, depressive Stimmung, Verzweiflung waren die Folge. Hierzu der Arzt: „Ob Sie schlafen können oder nicht, der Krebs wächst sowieso." Die Patientin sagt, nach Meinung ihrer Angehörigen habe sie das wohl nicht richtig verstanden, „aber der Arzt sagte es so; ich dachte noch, daß es auch Frauen gibt, die in der Rippe was hatten und dennoch 22 Jahre damit leben. Ich will die Angst endlich loswerden. Mir wurde geraten, noch einmal mit dem Arzt zu sprechen, doch ich fürchte, er werde es nochmals sagen, und dann wird die Angst unerträglich; der Mann ist so hart". Als die Patientin nach abgeschlossener Strahlen- und Chemotherapie zu uns kommt, berichtet sie, unter diesen Ängsten habe sie Zuflucht gesucht zu einer Vielzahl homöopathischer Mittel, zu einem Bibelkreis, zu Meditationsübungen und daß sie nun ihre Hoffnung auf eine Hypnosetherapie setze.

Der geschilderte Verlauf ist ein Beispiel für eine somatische Therapie lege artis, aber eine tiefgreifende und folgenreiche Störung im therapeutischen Gespräch, das stets auch ein Gespräch über die Prognose und über alle mit den Einzelheiten der Prognose verbundenen subjektiven und objektiven Änderungen im Leben des Patienten und oft auch seiner Familie ist.
Folgenreich können in dem therapeutischen Gespräch zur Prognose Mängel der Erklärung über morphologische Befunde sein oder gar deren ungenügend begründete negative Deutung:

Bei einem 57jährigen Mann wurde vor 7 Jahren ein Sjögren-Syndrom diagnostiziert. Die Anschwellung der linken Parotis führte zur Exstirpation; histologisch ergab sich eine „minimale unspezifische chronische Sialadenitis sowie mäßig ausgeprägte lipomatöse Atrophie". Der Patient erhält die Information, daß die „Zerstörung der Drüsen immer weiter fortschreiten" werde. Diesen Gedanken wird der Patient seitdem nicht wieder los. „Ich habe Angst und stecke voller Depressionen; die seelische und körperliche Belastung durch die Krankheit ist sehr groß, ich kann keinen klaren Gedanken mehr fassen; ich bekomme vor Schmerzen keinen klaren Kopf, und ich glaube, daß in meinem Kopf etwas arbeitet und hauptsächlich im Wangenbereich etwas wächst. Die Augen brennen und ermüden leicht, ich bin ständig erschöpft, kraft- und lustlos. Der ganze Körper ist in Aufruhr, meiner Ansicht nach arbeitet das Sjögren-Syndrom langsam weiter und setzt seine Zerstörungsarbeit fort. Ich muß mit meiner mir verbliebenen Disziplin gegen alles ankämpfen."

Nach über 5jähriger fortlaufender Therapie mit Kortikosteroiden bietet der Patient das Bild eines schweren depressiven Syndroms, Folge der jahrelangen Auseinandersetzung mit der vermeintlich zerstörerischen Krankheit und des „seelischen Zusammenbruchs". Seine Ehefrau ließ sich nach fast 30jähriger Ehe von ihm scheiden, und 2 seiner 3 Kinder distanzierten sich von ihm, als er seine Arbeitsstelle verlor und Rentner wurde. Die jetzt erhobenen Befunde zeigen in Verbindung mit der retrospektiven Beurteilung zahlreicher vorausgegangener Untersuchungen, daß das Sjögren-Syndrom nicht erwiesen ist und seine Knochen- und Gelenkschmerzen weitaus mehr Folge der ununterbrochenen Kortikosteroidtherapie sein dürften.

Viel zu wenig ist dem Arzt noch bewußt, daß das therapeutische ebenso wie bereits das diagnostische Gespräch auch die Art des Umganges des Patienten mit seiner Krankheit wesentlich mitbestimmen („coping") und hiervon wiederum auch die Mitarbeit des Patienten bei der Therapie (compliance) abhängt. Dabei ist nicht allein an das gesprochene, sondern auch an das geschriebene Wort zu denken, d. h. an die Folgen des uneingeschränkten Zuganges des Patienten zu über ihn geschriebenen Briefen und Berichten. Mißverständnisse und Fehldeutungen durch den Patienten überwiegen weitaus den Informationswert, den er hieraus erhält, Mißverständnisse vor allem dann, wenn er Wertungen seiner Persönlichkeit aus einzelnen Befunden ableitet. Erst recht sollte man die Frage nach einem Defekt kollegialer Kooperation stellen, wenn der Adressat des „Arzt-Briefes" Passagen vermeintlich negativen Inhaltes dem Patienten vorliest, mitunter ironisch kommentierend (Feiereis 1992).

Ähnlich können auch psychotherapeutische Behandlungen durch Fehler, Gefahren und Hemmnisse belastet werden, die von den Mängeln der Anamnese und Diagnostik ausgehen oder auch auf formalen oder interpersonellen Schwierigkeiten beruhen. Bei der Indikation zu einer Psychotherapie gehören individuell modifizierte Informationen zu Art und Wirkung, therapeutischem Ziel ebenso wie zu Nebenwirkungen und Gefahren gleichermaßen in das therapeutische Gespräch wie bei jeder anderen Therapie, z. B. mit einem verordneten Medikament.

Besonders überlegt und abgewogen sollten auch Form und Inhalt des therapeutischen Gespräches am Ende einer Behandlung sein, die für den Patienten Abschluß, Bilanz und Hoffnung zugleich bedeutet. Dennoch geschieht mitunter das Gegenteil:

Eine 31jährige Patientin leidet seit 7 Jahren an einer chronisch rezidivierenden Colitis ulcerosa und nimmt in einer Klinik u. a. auch an einer Gruppengesprächstherapie teil. Sie empfand das Ergebnis als sehr positiv, fühlte sich besser und war entschlossen, die Behandlung ambulant an ihrem Wohnort fortzusetzen. Über den Abschluß der Gruppentherapie aber berichtete sie: „Bei der letzten Gruppensitzung vor der Entlassung 3 Tage vor Weihnachten sagte der Gruppentherapeut, wenn die Krankheit schon so lange bestehe, könne man davon ausgehen, daß sie inzwischen zum Krebs geworden sei. Da saß ich dann trübsinnig unter dem Weihnachtsbaum. Das Schlimme war, es bestand keine Möglichkeit mehr, mit ihm zu sprechen; es war die letzte Sitzung. Seit dieser Zeit habe ich Rhythmusstörungen, die bis heute anhalten."

Dieses negative Beispiel zeigt den Interaktionsablauf zwischen Arzt und Patient als „Angelpunkt und Drehscheibe jeder Medizin, nicht nur der psychosomatischen" (Wesiack 1984), und ist auch ein Beleg für eine der wichtigsten Nebenwirkungen – wenn nicht sogar die Hauptwirkung – des Medikamentes „Arzt" und dessen Antwort auf die Angebote des Patienten (Balint 1965). Oder – als These Hartmanns (1984, S. 51) – anders ausgedrückt: „Das ärztliche Gespräch ist der Vorgang, der das Verhalten Kranker – Arzt begründet und trägt; der Schlüsselbegriff dieses Umgehens miteinander im Gespräch heißt Verständigung; Verständigung vermittelt zugleich die Voraussetzung jeder tragfähigen und wirksamen Beziehung von Arzt und Krankem, nämlich Vertrauen und Verantwortung."

Literatur

Argelander H (1970) Das Erstinterview in der Psychotherapie. Wissenschaftliche Buchgesellschaft, Darmstadt
Balint M (1965) Der Arzt, sein Patient und die Krankheit, 3. Aufl. Klett, Stuttgart
Feiereis H (1985) Psychosomatisch orientierte Stufendiagnostik und Stufentherapie. internist prax 25:321–331

Feiereis H (1992) Der schmerzende Dialog oder Vom heillosen Sprechen. In: Feiereis H, Saller R (Hrsg) 3 heiße Eisen. Marseille, München

Feiereis H (1992) Technik und Krankheit – Patient und Arzt. Chancen und Mängel im ärztlichen Dialog des Alltags. Focus 9:116–123

Feiereis H Thilo H-J (1980) Basiswissen Psychotherapie. Vandenhoeck & Ruprecht, Göttingen

Hartmann F (1984) Patient, Arzt und Medizin, Vandenhoeck & Ruprecht, Göttingen

Luban-Plozza B, Pöldinger W (1977) Der psychosomatisch Kranke in der Praxis, 3. Aufl. Springer, Berlin Heidelberg New York

Morgan WL, Engel GL (1977) Der klinische Zugang zum Patienten. Huber, Bern

Wesiack W (1984) Psychosomatische Medizin in der ärztlichen Praxis. Urban & Schwarzenberg, München

Das Gespräch mit dem psychosomatisch Kranken – Spezieller Teil

E. WILKE

Wenn auch in jeder Krankheit körperliche, seelische und soziale Aspekte bedeutsam sind, somit alle Erkrankungen in einem umfassenden Verständnisversuch als psycho-sozio-somatisch zu bezeichnen wären, haben sich doch einige Krankheiten herausgeschält, in deren Genese und Verlauf psychische Faktoren allgemein als so bedeutsam angesehen werden, daß man sie „psychosomatisch" nennt. Die Grenzziehung ist stark von der Perspektive des Arztes abhängig. So wird z. B. auf psychische Anteile in der Genese des Asthma bronchiale im Lehrbuch für Innere Medizin von Gross u. Schölmerich im Kapitel über Lungen- und Bronchialerkrankungen nur mit wenigen Sätzen eingegangen, obwohl im selben Lehrbuch Freyberger im Kapitel über Psychosomatik die Erkrankung zu Recht zu den klassischen Psychosomatosen zählt. Es soll hier nicht versucht werden, diese Krankheiten umfassend zu beschreiben, vielmehr soll mit Hilfe von Beispielen die besondere Art der Arzt-Patient-Beziehung herausgearbeitet werden, die im Umgang mit diesen Kranken entsteht.

Alexander (1971) hat versucht, den verschiedenen psychosomatischen Krankheiten ganz bestimmte Konfliktkonstellationen zuzuordnen. Immer wieder stoßen wir dabei auf Verlusterlebnisse und auf gehemmte oder nach innen gewandte aggressive Impulse. Oft steht am Beginn dieser Erkrankungen ein unbewußter Ambivalenzkonflikt. Ob dieser in eine Depression, eine funktionelle Störung oder eine schwere psychosomatische Erkrankung führt, ist abhängig von der individuellen Reaktionsbereitschaft des Organismus. Wir müssen eine multifaktorielle Genese annehmen, in der das vegetative Nervensystem und das Immunsystem mit ihren engen Verbindungen zu psychischen wie zu körperlichen Prozessen eine zentrale Stellung einnehmen.

Psychosomatische Aspekte der Herz-Kreislauf-Erkrankungen

Die Herztätigkeit wird dem Gesunden nur bei starker körperlicher Anstrengung bzw. innerer Anspannung bewußt. Blutdruck und Pulsfrequenz lassen sich in psychoanalytischen Interviews erheblich steigern, wenn Konflikte besprochen werden. Hierbei können die Kreislaufparameter Werte erreichen, die einer körperlichen Belastung des Herzens von etwa 150 W entsprechen. Die hohe Symbolbedeutung des Herzens zeigt sich in übersteigertem öffentlichen Interesse für Operationen am offenen Herzen und an Transplantationen.

Psychosomatische Aspekte der Herzangstneurose

Eine 21jährige Patientin erkrankt 4 Wochen nach dem plötzlichen Infarkttod ihrer 44jährigen Mutter an Schwindel, Tachykardie und Angst. Sie hat den Tod der Mutter an deren Geburtstag aus nächster Nähe miterlebt, sie sei in ihren Armen gestorben. Die eigenen Schmerzen seien dieselben, die sie bei der Mutter miterleben mußte. Den Monat nach dem Tod habe sie wie in Trance verbracht, ohne ein Gefühl von Trauer oder stärkerer Betroffenheit, sei ihrer Arbeit nachgegangen, ohne viel daran zu denken. Sie erkennt zwar den zeitlichen Zusammenhang zwischen dem Verlust der Mutter und ihren Beschwerden, kann sich aber nicht vorstellen, daß das Vernichtungsgefühl und die Angst zu sterben ursächlich damit zusammenhängen. Die Beziehung zur Mutter sei sehr eng gewesen, kameradschaftlich, fast kumpelhaft. An negative oder gar aggressive Gefühle kann sie sich nicht erinnern, protestiert habe sie nie, auch selten einen Anlaß dazu gehabt. Am Todestag der Mutter habe man zusammen Kuchen gebacken, über unterschiedliche Ansichten zum Rezept sei ein kleiner Streit entstanden.
In der Therapie wird deutlich, daß die Patientin phantasiert, ihre Mutter durch den von ihr angezettelten Streit getötet zu haben. Auch wird die symbiotische Verklammerung sichtbar, die nicht vollzogene Ablösung in der Pubertät.

Die *Herzangstneurose* (Herzphobie, Herzneurose) ist keine Krankheit des Herzens, sondern eine Angstneurose. Sie beginnt mit einem sympathikovasalen Herzanfall. Es handelt sich um eine Form der Angsterkrankung, die sich häufig zu einem diffusen hypochondrischen und phobischen Krankheitsbild ausweitet und unbehandelt nicht selten schon in jungen Jahren zum Rentenantrag führt. Auslösend sind fast immer zwiespältig erlebte Situationen von Trennung und Alleinsein, stets besteht ein Konflikt gegenüber einer hochgradig ambivalent erlebten Person, die zum einen Schutz und Fürsorge bedeutet, zum anderen Einengung und Abhängigkeit. Schon in früher Kindheit wird eine Neigung zu symbiotischen Beziehungen angelegt. Die Patienten können sich selbst nur schwer von anderen getrennt erleben, beziehen Nachrichten von Unfällen oder gar Todesfällen leicht auf sich selbst. Ihre Realitätsprüfung ist eingeschränkt. Die Neigung der Kranken, symbiotische Beziehungsmuster zu wiederholen, bestimmt die Arzt-Patient-Beziehung. Gelegentlich demonstrieren sie Autonomie, ohne wirklich selbständig zu sein. Die Forderungen nach immer neuen organischen „Abklärungen" erzeugt beim Arzt eine Abwehr und den Wunsch, immer neue Kollegen verschiedener Fachrichtungen zu Rate zu ziehen, so daß die Patienten oftmals eine längere Odyssee durch verschiedene Arztpraxen hinter sich haben, bevor sie in eine Psychotherapie kommen. Auch dann bleibt die Versuchung groß, nebenher und oft ohne Wissen des Therapeuten Ärzte wegen neuer organischer Untersuchungen zu konsultieren.

Ein häufig beobachteter Fehler in der Therapie dieser Patienten ist es, Kardiaka zu verschreiben. Wir haben viele junge Herzangstneurotiker gesehen, die digitalisiert waren oder „herzstützende Medikamente" einnahmen. Wenn auf dem Beipackzettel von Unterstützung der Herztätigkeit zu lesen ist, sieht der Patient sein Mißtrauen bestätigt, daß eben doch sein Herz krank ist und nicht die Angst im Zentrum der Erkrankung steht. Falls Medikamente im Angstanfall nötig werden, sind Diazepamderivate am wirkungsvollsten, wobei die Gefahr der Gewöhnung zu berücksichtigen ist. Auch Beta-Blocker sind gelegentlich als symptomatische Therapie sinnvoll.

Die Herzangstneurose ist eine funktionelle Störung ohne Organläsion. Auf 2 häufig vorkommende Mängel in der Behandlung funktioneller Störungen sei hingewiesen:

1. Verschiedene Ärzte machen dem Patienten eindringlich und glaubhaft klar, daß keine pathologischen Befunde vorliegen. Der Kranke wird – meist nur für kurze Zeit – beruhigt sein, dann mit der Wiederkehr seiner Symptome einen Arzt womöglich anderer Fachrichtung aufsuchen. Die Sackgasse schließt sich über dem Mißverständnis, daß das Fehlen krankhafter organischer Befunde auch Gesundheit bedeute.

2. Ein kleiner Nebenbefund – etwa eine isolierte T_3-Erhöhung oder ein akzidentielles Herzgeräusch – wird überbewertet und für den Kranken zum Fetisch, er wird zum Pseudo-Organkranken.

Im geschilderten Beispiel gelang es, der Patientin den Zusammenhang zwischen ihrem Symptom und dem Erlebnis des Todes der Mutter dauerhaft bewußt zu machen. Eine solche Erkenntnis ist stets Grundstein für eine konfliktzentrierte Therapie.

Psychosomatische Aspekte der essentiellen Hypertonie

Eine 42jährige Frau wird nach einer Apoplexie vom Hausarzt zum Psychotherapeuten zur Mitbehandlung überwiesen. Als einziger Risikofaktor wurde im Krankenhaus eine essentielle Hypertonie diagnostiziert, renale, endokrine oder kardiovaskuläre Ursachen konnten ausgeschlossen werden. Es erscheint eine lebhafte, etwas adipöse Frau, die spontan erzählt, eigentlich sei es ihr bis zur plötzlichen Erkrankung gut gegangen, wenn sie von einem stetigen Kopfschmerz absehe, unter dem sie seit der Pubertät leide. Der Hausarzt habe anläßlich einer Schwindelattacke einen höheren Blutdruck festgestellt, die verschriebenen Medikamente habe sie aber bald von sich aus weggelassen. Im Interview wird deutlich, daß daneben eine starke innere Unruhe mit Schlafstörung und Affektlabilität schon über Jahre bestand. Die Patientin kann schwer verstehen, zum Therapeuten geschickt zu werden, ist aber bereit, „alles mitzumachen", da sie sich durch die plötzliche Erkrankung doch bedroht fühlt und noch eine Schwäche in der Hand spürt. Sie berichtet, ihre Mutter habe auch einen hohen Blutdruck gehabt und sei alt damit geworden, Probleme habe sie nicht, in Ehe und Beruf gehe alles glatt.

Der Therapeut geht zunächst auf die Abwehr der Patientin ein und verzichtet auf ein vertieftes anamnestisches Gespräch, er schlägt eine Entspannungstherapie mit dem autogenen Training vor und registriert vorher und nachher den Blutdruck. Als dieser durch eine fünfminütige Übung von 200/110 auf 130/80 mm Hg absinkt, ist die Patientin beeindruckt („Ich habe nichts gespürt, war nur ganz ruhig."). Mit zunehmender Aufgeschlossenheit berichtet sie eines Tages spontan von einer Auseinandersetzung mit der Chefin des Frisiersalons, in dem sie arbeitet. Sie möge die Frau eigentlich überhaupt nicht leiden, würde sich aber hüten, ihr das zu zeigen. Als Kind sei sie oft zornig gewesen und habe dies auch an den Brüdern ausgelassen, später sei sie brav geworden und stets sehr dafür gelobt worden. Am Arbeitsplatz sei sie beliebt.

Es wird deutlich, wie sehr die Patientin feindselig-aggressive Regungen zu unterdrücken lernte und dabei unter einem hohen inneren Leistungsdruck stand. Die Bilanz in ihrer Lebensmitte ergab, daß sie doch nicht so frei leben konnte, wie sie es sich ausgemalt hatte. Die Rivalität, die sie als Kind mit den Brüdern noch hatte ausleben können, vertrug sich nicht mit dem durch die Eltern mitbestimmten Ich-Ideal einer angepaßten, freundlichen Frau. In der Therapie wurde der Patientin die Rivalität mit der Chefin, der sie sich fachlich überlegen fühlte, deutlicher.

An diesem Beispiel werden einige der für die essentielle Hypertonie wesentlichen psychologischen Aspekte deutlich. Bei hohem Leistungsanspruch besteht keine ausreichende Möglichkeit emotionaler Entlastung, die Patientin lebt in ständiger Unterdrückung ihrer feindselig-aggressiven Strebungen. Bei manchen Patienten werden diese in eine Helferhaltung anderen gegenüber umgekehrt. Es ist eindrucksvoll, wie die Wut des Kindes verloren geht und wie Fügsamkeit und Angepaßtheit an deren Stelle traten. Andere Patienten klagen über ein „Lasteseldasein", ohne ernsthafte Versuche zu unternehmen, dies zu ändern. Therapeutisch wirkungsvoll ist neben einer pädagogischen Führung das Erlernen von Entspannungstherapien. Eine konfliktbearbeitende Psychotherapie ist nur in seltenen Fällen möglich, wenn im Verlauf der Erkrankung ein psychischer Leidensdruck entsteht, häufig im Gefolge somatischer Komplikationen, wie bei der erwähnten Patientin. Die therapeutische Bearbeitung aggressiver Strebungen bleibt schwierig, Therapieunterbrechungen und Abbrüche sind häufig.

Ähnliche Konfliktmuster finden sich häufig bei Patienten mit *koronaren Herzerkrankungen*. Hier beeindruckt im Gegensatz zu den Herzangstneurotikern die Bagatellisierung der starken körperlichen Schmerzen, die im Vorfeld der Erkrankung oft zu gering bewertet werden. Manche Infarktkranke zeichnen sich durch einen intensiven und andauernden Antrieb zum Erfolg aus, durch Konkurrenzstreben und durch das Bedürfnis, von anderen anerkannt zu sein. Hierdurch entsteht ein starker Anpassungsdruck, Versuche einer Psychotherapie sind behindert durch Verleugnungstendenzen und emotionale Abwehr.

Psychosomatische Aspekte des Asthma bronchiale

Eine 25jährige Sekretärin erkrankt nach der Geburt ihres ersten Kindes an einem schweren, in immer engeren Abständen rezidivierenden Asthma bronchiale. Sie wird in die Klinik eingeliefert, wo sich die Obstruktion zu einem Status asthmaticus steigert, der Intubation und maschinelle Beatmung erforderlich macht. An den Tagen danach ist sie abweisend, nur schwer zu einem Gespräch zu bewegen, das über die Symptomschilderung hinausgeht, andererseits aber auch anklammernd und auf die Gegenwart des Arztes angewiesen. Sie kann schließlich darüber sprechen, welch einschneidende Veränderung für sie die Geburt des Kindes bedeutete. Sie gab auf Drängen ihres Mannes die Arbeit auf, war mehr als zuvor auf die Mithilfe der in der Nähe lebenden Mutter angewiesen und erlebte ihren Mann verändert und ihr weniger zugewandt. Sie erkannte, wie zwiespältig für sie ihre neue Mutterrolle war, auf die sie sich in der Schwangerschaft so gefreut hatte.
Die eigene Mutter war die zentrale und dominierende Bezugsperson, eine innere Ablösung – durch die Ehe nur scheinbar unterstützt – blieb unvollständig. Das

Verhalten der Mutter war zugleich verführerisch und ablehnend, die Tochter antwortete mit regressiver Anlehnung, dann wieder heftigster Distanzierung.

In der Bronchospastik des Asthma sind Hilferuf und das Signal „bleib' mir vom Leib" untrennbar verbunden. Die Unsicherheit des Asthmatikers im Bestimmen und Ertragen von Nähe bzw. Distanz überträgt sich auf die beteiligten Ärzte, Schwestern und Atemtherapeuten. Es ist schwer, die notwendige mittlere und optimale Distanz zu finden und einzuhalten. Kommt man den Patienten zu nahe, schrecken sie zurück, wird die Distanz zu groß, fühlen sie sich verlassen. Wir sprechen von einer „allergischen Objektbeziehung", die der oft nachweisbaren Allergieneigung des Körpers entspricht. Hierzu sei angemerkt, daß nachgewiesene Allergene oft ihre Spezifizität verlieren, daß z.B. die allergische Reaktion auf eine blumenbestandene Wiese später auch dann eintritt, wenn der Patient ein Foto dieser Wiese betrachtet oder sie imaginiert.

Verschlimmerungen sind zu beobachten, wenn sich Distanzen verändern, beim Kommen und Gehen emotional bedeutsamer Menschen, bei Klinikeinweisung oder Entlassung. Im chronisch rezidivierenden Verlauf des Asthma bronchiale tritt häufig eine reaktive Neurotisierung ein, eine zunehmende Verängstigung und Isolation, die es immer schwerer machen, primäre Persönlichkeitszüge von sekundären, krankheitsbedingten Veränderungen abzugrenzen.

Beim *nervösen Atemsyndrom,* auch Hyperventilationstetanie genannt, spielt die *Angst* eine zentrale Rolle. Die Angstpolypnoe ist ihr spezifischer Ausdruck. Neben einer festen ärztlichen Führung sind Atemtherapie und Entspannungsmaßnahmen indiziert. Wichtig ist, sich nicht durch das dramatische Agieren der Patienten zu ärgerlichen Gegenreaktionen hinreißen zu lassen, selber Angst zu bekommen und immer wieder neue diagnostische und therapeutische Maßnahmen zu veranlassen.

Psychosomatische Aspekte der Krankheiten des Verdauungstraktes

Bei der *Colitis ulcerosa* sind psychische Faktoren für die Entstehung und den Verlauf bedeutsam und immer wieder beschrieben.

Ein 14jähriger Patient erkrankt erstmals im Anschluß an die Scheidung der Eltern. Dem ersten Rezidiv geht der Wegzug aus der gewohnten Umgebung in eine andere Stadt mit dem Verlust der Freunde voraus, das zweite Rezidiv ist die unmittelbare Antwort des Patienten auf die Ankündigung der Mutter, sich wieder verheiraten zu wollen. Die Symptomatik verschlimmert sich dramatisch mit profusen Durchfällen mit Blut- und Schleimbeimengungen am Hochzeitstag der Mutter. Bei alldem bleibt der Junge überangepaßt, höflich, ohne jede Regung von Enttäuschung oder Wut. Alle Aggressivität drückt sich in einer Wendung gegen das eigene Selbst in der körperlichen Krankheit aus.

Die Anfälligkeit gegenüber Verlusterlebnissen und Veränderungen liegt in dem symbiotischen Verbundensein mit den Schlüsselfiguren der Kindheit – zumeist der Mutter – begründet. Auf dem Hintergrund dieser engen Bindung werden aggressive Impulse autodestruktiv verarbeitet. Auch bei dieser Erkrankung wird das kindliche Beziehungsmuster mit dem Therapeuten reinszeniert. Die Patienten verhalten sich anklammernd, suchen Geborgenheit in der Nähe des Arztes. Erstes Ziel der Behandlung ist eine tragfähige Beziehung, die zunächst an eine ständige Verfügbarkeit des Arztes gebunden ist, was ihn erheblich belasten kann. Allerdings haben wir die Erfahrung gemacht, daß Patienten, die unsere Telefonnummer ständig bei sich tragen, nur sehr selten anrufen, das Wissen über die Verfügbarkeit reicht fast stets aus. Ein Patient berichtet, daß er große Angst verspürte, als er den Zettel mit der Telefonnummer verlor, obwohl er diese auswendig wußte. In späteren Phasen und nach Abklingen der akuten körperlichen Symptomatik geht die stützende Therapie in eine konfrontierende, konfliktbearbeitende über.

Beim *Morbus Crohn* sind die Beziehungen zum Arzt komplexer. Obwohl diese Patienten auf einer tiefen Ebene ebenso abhängig sind, ist ihr manifestes Verhalten von Pseudoautonomie und gelegentlicher Aggressivität gekennzeichnet. Oft verleugnen sie ihre hintergründige Ablehnung wie auch die Depressivität noch stärker als Colitis-Patienten.

Eine 30jährige Crohn-Patientin mit starker Übertragung auf den Therapeuten hat folgenden Traum: „Ich kam ganz dicht an Sie heran und gelangte in Ihren Magen in einem Zuckerstück, das schmeckte Ihnen gut. Ich war 3 Tage lang in Ihrem Magen, ohne daß Sie es merkten, ich fühlte mich sehr wohl da. Dann haben Sie über die Beendigung der Therapie nachgedacht, und der Magentraum funktionierte nicht mehr. Ich habe dann eine Eisenkugel in Ihren Magen gelegt und ihn platzen lassen. Sie haben überlebt."

Immer wieder ging es in der Therapie darum, wieviel Nähe zum Therapeuten die Patientin zulassen konnte und wieviel Aggressivität, ohne ihn zu vernichten, d. h. die Beziehung zu zerstören oder die Behandlung abzubrechen. Behandlungsabbrüche oder Unterbrechungen sind bei Morbus-Crohn-Patienten häufiger als bei Colitis-Kranken. Der Arzt muß versuchen, dem Patienten eine konstante therapeutische Beziehung anzubieten, ohne zuviel von ihm zu fordern, er muß dabei bereit sein, gelegentliche Kränkungen zu ertragen, sie als Ausdruck auch konstruktiver Aggressivität zu sehen.

Psychosomatische Aspekte der Eßstörungen

Störungen des Eßverhaltens mit Fett- oder Magersucht treten in unterschiedlicher Ausprägung auf, von vorübergehenden Schwierigkeiten beim Maßhalten bis hin zu therapeutisch kaum beeinflußbarem Suchtverhalten mit Verlust der Appetitregulierung. Man nimmt an, daß 10 bis 15 % der Magersüchtigen unbehandelt an der Krankheit sterben, manche begehen Suizid. Man rechnet die Anorexia nervosa zu den psychiatrischen Krankheiten mit der schlechtesten Prognose, fast immer lassen sich auch nach Behandlung und „Ausheilung" in späterer Zeit Persönlichkeitsstörungen nachweisen. Besonders die Anorexie und mehr noch die Bulimie werden häufiger, am stärksten in den sogenannten Wohlstandsgesellschaften. Manche Patienten haben ein ausgeprägtes Gespür für die Diskrepanz zwischen Verschwendung und Hunger.

Ein 25jähriger Medizinstudent verbringt ein Jahr in der Sahel-Zone im Rahmen eines Projektes der Hungerhilfe. Nach seiner Rückkehr erkrankt er mit Inappetenz und Erbrechen. In einem langen diagnostischen Weg wird eine Infektion ausgeschlossen und die psychische Genese der Erkrankung deutlich. „Als ich in Frankfurt ankam, haben mich Wohlstand und Oberflächlichkeit der Menschen angeekelt." In der Therapie steht die Bearbeitung eines starken Über-Ich im Vordergrund, das sich in der strengen Atmosphäre eines calvinistisch geprägten Elternhauses entwickelt hat und den Hintergrund für die depressive Reaktionsbereitschaft darstellt.

Der Grundkonflikt der *Anorexia nervosa* kreist um die Weigerung der meist weiblichen, mehr und mehr auch männlichen Patienten (15:1), sich eigenständig in einer feindlich erlebten Welt zu entwickeln. Die Eßstörung ist eine Verweigerung der Individuation. Früher begann die Krankheit bei Frauen zumeist in der Pubertät, wenn von der Gesellschaft Freundschaft, Heirat und Gründung einer Familie erwartet wurden. Sie war zu verstehen als umfassende Weigerung, sich als Frau zu fühlen und die entsprechende, von der Umgebung erwartete Rolle zu übernehmen. Heute beginnt die Magersucht oft später, das Abitur ist ebenso häufig krankheitsauslösend wie die Pubertät. Dem Wandel des Krankheitsbildes entsprechend, ist die Bezeichnung *Individuationsmagersucht* umfassender als Pubertätsmagersucht. Auch in späteren Lebensabschnitten kann die Aufforderung zu Eigenständigkeit mit anorektischen Reaktionen beantwortet werden. Die Persönlichkeitsstruktur der Kranken ist gekennzeichnet durch phobisch-zwanghafte und depressive Züge. Hysterische Strukturanteile scheinen die Prognose zu verbessern. In der Psychodynamik der oralen Störung spielt die Beziehung zur Mutter eine zentrale Rolle.

Eine 22jährige Patientin mit Anorexie und Bulimie träumt, sie stehe am Fuß eines riesigen Berges, der aus leergegessenen Konservendosen aufgetürmt ist. Auf der Spitze des Berges steht die Mutter und lacht. Die Patientin versucht, über die schneidend scharfen Dosen den Berg zu erklimmen, sie rutscht immer wieder ab, es gelingt ihr nicht. Sie erinnert sich, als Kind oft „abgefüttert" worden zu sein, wenn sie eigentlich eine emotionale Zuwendung gewünscht hätte. „Eigentlich hatte jeder Kontakt mit der Mutter irgend etwas mit Essen zu tun."

Besonders bei der *Bulimie,* aber auch der Anorexie kommt es zu durchbruchartigen Eßattacken, oftmals nachts, bei denen die Patienten alles Erreichbare in sich hineinstopfen, ohne auf den Geschmack zu achten. Sie essen ohne Gefühl für die Menge, bis der orale Triebdurchbruch durch spontanes oder induziertes Erbrechen aufhört. Bei der Bulimie wird das meist normale Gewicht nicht durch die Menge der Nahrungsaufnahme, sondern durch das Erbrechen reguliert. Die Patienten leiden unter stärksten Schuldgefühlen, versuchen sich durch erneutes Essen zu entlasten, dann folgt wieder das Erbrechen, so oft mehrfach am Tage. Es entsteht ein Circulus vitiosus, der der Umwelt erstaunlich lange verborgen bleibt.

Eine 28jährige Studentin erbricht seit 9 (!) Jahren bis zu 8mal täglich. Sie ist schlank, idealgewichtig. Sie gibt praktisch ihr ganzes Geld für Nahrung aus, stiehlt in Kaufhäusern und ißt gelegentlich auch aus Mülleimern. Obwohl sie noch bei der Familie wohnt, weiß ihre Umwelt angeblich nichts von ihrer Störung, die sie selbst erst in der Therapie als Krankheit zu akzeptieren beginnt.

Wenn die Sucht sich verselbständigt und ablöst von dem ihr am Beginn zugrundeliegenden Konflikt, gelten auch die Kriterien der Suchttherapie, d. h. eine Behandlung ist erst möglich, wenn das Suchtverhalten aufgegeben wird. Hierbei ist eine stationäre Therapie zu Anfang nur selten zu umgehen.

Im Falle der Magersucht steht der Arzt vor einer schwierigen Aufgabe. Einerseits darf er nicht die bevormundende, dominierende Rolle der Mutter übernehmen, andererseits ist ein direktives Vorgehen oft nicht zu vermeiden. Die Kranken versuchen immer wieder, zwar im Gespräch gut mitzuarbeiten und auch Fortschritte vorzugeben, sich einer Gewichtszunahme aber zu verweigern. Oftmals ist es in der ambulanten Therapie sinnvoll, eine bestimmte Gewichtszunahme mit den Patienten zu vereinbaren und mit Belohnungen und Bestrafungen zu arbeiten. Es gehört zur Krankheit, daß der Therapeut oftmals belogen wird. Er muß darauf vorbereitet sein, denn zunächst ist die Weigerung zuzunehmen stärker als die Beziehung zum Arzt. Es ist wichtig, jedes Gefühl von Unechtheit sofort zu besprechen. Zwar wird dann heftig protestiert, aber letztlich wirken Offenheit und Direktheit entlastend und bilden einen wohltuenden Kontrast zum Elternhaus, in dem zumeist ein indirekter Umgang miteinander gepflegt wurde. Die Kranken müssen spüren, daß sie dem Arzt nicht gleichgültig sind, daß dieser sich aber auch nicht von ihnen erpressen läßt.

Es konnten nur Einzelaspekte ausgewählter Krankheitsbilder herausgegriffen werden. Eine eindrucksvolle Gemeinsamkeit haben alle Patienten, gleich an welchem Organsystem sie erkranken, in der fortdauernden narzißtischen Störung und ihrer zwiespältigen symbiotischen Bindung an eine Schlüsselfigur, zumeist die Mutter. Aus diesem „Gebundensein" ist die Schwierigkeit verständlich, offene Aggressionen bzw. Kritik zu äußern. Die Therapie versucht, die Autonomie zu fördern, auch aggressive Strebungen zu unterstützen.

Es soll durch die Darstellung dieser ausgewählten Krankheitsbilder aus psychosomatischer Sicht keineswegs der Eindruck entstehen, die Psychotherapie stelle eine Alternative zur somatischen Medizin dar. Dies würde lediglich bedeuten, die Einäugigkeit ausschließlich körperbezogener Medizin durch die Einäugigkeit psychologischer Sichtweise zu ersetzen. Dennoch stellt bei der oft komplexen therapeutischen Situation in der Behandlung dieser Kranken die zusätzliche Entspannungs- oder Psychotherapie oft den entscheidenden Faktor dar, der es dem Patienten ermöglicht, die Krankheit überhaupt zu bewältigen.

Wenn in diesem Kapitel von „Therapie" gesprochen wird, so ist eine Kombination internistisch-psychotherapeutischer Maßnahmen gemeint, die auch die Gabe von Pharmaka einschließt. Auf die besondere Problematik der Gabe von Psychopharmaka im Rahmen einer solchen Therapie wird in diesem Buch an anderer Stelle eingegangen. Sie können anfänglich sehr hilfreich und notwendig sein, später jedoch im Dienste der Abwehr eines tieferen Symptom- und Konfliktverständnisses stehen. Bei einigen Kranken war eine Psychotherapie im engeren Sinne nicht indiziert, das erweiterte ärztliche Gespräch reichte aus, um die psychologische Dimension der Erkrankung mitzuerfassen. Der Mehrzahl der Patienten wurde neben der somatischen Therapie eine tiefenpsychologisch fundierte Psychotherapie angeboten, deren Ziel neben der Symptombesserung eine Mobilisierung der zugrundeliegenden Konflikte und deren tieferes Verständnis war. Hierbei spielte die Bearbeitung von Träumen – sofern die Kranken hierzu einen Zugang hatten – eine wichtige Rolle, sei es in Form von erinnerten Nachtträumen oder in Form imaginärer Tagträume im katathymen Bilderleben. Einigen der Kranken wurde später und nach Abklingen der körperlichen Symptomatik eine psychoanalytische Langzeittherapie zuteil.

Die tiefenpsychologisch fundierte Psychotherapie erfolgte in der Regel ambulant und wurde häufig mit dem autogenen Training kombiniert. Sofern die Kranken anfänglich stationär behandelt werden mußten, kamen andere Behandlungselemente hinzu, zum Teil in Einzel- oder auch in Gruppentherapie wie funktionelle Entspannung, konzentrative Bewegungstherapie, Gestaltungstherapie und Maltherapie. In der Behandlung der Eßstörungen wurden verhaltenstherapeutische Aspekte wirksam, auch die Familiendynamik wurde mitberücksichtigt, in Einzelfällen im Sinne einer Familientherapie.

Im Zentrum stand stets die Beziehung zwischen dem Kranken und dem behandelnden Arzt, der bei den hier zitierten Beispielen zugleich der Therapeut war.

Literatur

Alexander F (1971) Psychosomatische Medizin. de Gruyter, Berlin
Bräutigam W, Christian P (1985) Psychosomatische Medizin. Thieme, Stuttgart
Feiereis H (1989) Diagnostik und Therapie der Magersucht und Bulimie. Marseille, München
Gross R, Schölmerich P (1982) Lehrbuch der Inneren Medizin. Schattauer, Stuttgart
Hahn P (Hrsg) (1983) Psychosomatik. In: Kindlers Psychologie des 20. Jahrhunderts. Beltz, Basel
Herrmann JM (1990) Essentielle Hypertonie. In: Uexküll T von, Psychosomatische Medizin. Urban & Schwarzenberg, München

Uexküll T von (Hrsg) (1990) Lehrbuch der psychosomatischen Medizin. 4. Aufl. Urban & Schwarzenberg, München

Wilke E (1984) Möglichkeiten und Grenzen des katathymen Bilderlebens in der Therapie des Asthma bronchiale. In: Roth JW, Konkrete Phantasie. Huber, Bern Stuttgart Wien

Zum Umgang mit Malignompatienten

I. Eisenmann

Kaum eine andere Gruppe stellt höhere Anforderungen an die menschliche Integrität des Arztes als die Tumorpatienten. Vor allem in den vorgerückten Stadien ihrer Krankheit, in denen medizinisch immer weniger machbar ist, rufen sie beim Arzt Unbehagen, Vermeidung, Übergehen, Gefühle der Ohnmacht und Hilflosigkeit hervor. Die Patienten selbst empfinden sich häufig als aussätzig, dem Tabu des Todes, der unwiderruflichen Endlichkeit bedrohlich nahe gerückt.

Um mit Malignompatienten angemessen umgehen zu können, muß der Arzt sich selbst intensiv mit seinen eigenen Begrenzungen und Todesängsten auseinandergesetzt haben. Er muß Resignation, Verzweiflung, Empörung, Aussichtslosigkeit geduldig und freundlich begleiten können. Besonders wichtig ist, die Patienten über ihre Krankheit ausführlich zu informieren, jede Bagatellisierung und billige Beschwichtigung zu vermeiden, dagegen immer wieder zu besprechen, was mit den verbliebenen Kräften und Möglichkeiten getan werden kann.

Aus meiner Arbeit mit Krebspatienten möchte ich eine Reihe von wörtlichen Aussagen der Kranken zitieren, die sehr deutlich machen, welche Art von Umgang ihnen wohltut, welche ihnen schadet und welche Probleme mit ihren erörtert werden müssen.

„Ich bekam keine Aufklärung, kein Gespräch bei der Eröffnung der Diagnose; mir wurde das einfach um die Ohren geschlagen, und dann saß ich da, bekam einen Schein zur Unterschrift wegen der Risiken bei der Operation; ich verstand das nur halb und niemand erklärte mir etwas. Als ich im Krankenhaus zu einer weiteren diagnostischen Abklärung war, kam der Arzt kurz vorbei während meines Essens und sagte im Stehen, daß meine Situation wirklich sehr bedenklich sei. Dann ging er gleich wieder weg. Mir blieb der Bissen im Halse stecken. Als ich nach der Operation aus der Narkose langsam aufwachte, schrie der Professor an meinem Bett herum und machte Ärzte und Schwestern fertig wegen irgendeines Fehlers. Mir ging durch den Sinn, daß ich doch lieber auf dem Friedhof gelandet wäre. Die Rohheit und der Mangel an Verständnis auf ärztlicher Seite waren bodenlos. Ohne die rührende, sanfte Nachtschwester hätte ich das Ganze nicht überstanden."

„Bei einer Kontrolluntersuchung, etwa ein Jahr nach meiner Operation, traf ich meinen Stationsarzt auf dem Flur. Er schaute mich verdutzt an und sagte: ‚Daß Sie auch noch herumlaufen, das ist ja wirklich nicht zu glauben.‘"

„Ich denke mit äußerster Bitterkeit an meine Operation zurück. Ich wurde einfach überfahren; da sei ein Knoten in der Brust, aber das sei alles nicht so schlimm, ich solle mich ja nicht aufregen, es würde schon wieder, und dann wachte ich auf und meine Brust war abgenommen. Niemand hatte es für nötig befunden, mir den ganzen Vorgang zu erklären, was das bedeutete, woran ich denn nun eigentlich wäre. Niemand sprach mit mir darüber, wie ich wohl mit einer solchen Entstellung fertig werden könnte, was mein Mann wohl dazu sagen würde, ob er sich vor mir ekelte, ob er mich jemals wieder streicheln würde."

„Es macht einen ganz durcheinander, wenn der eine Arzt dieses sagt und der andere jenes; wenn die sich gar nicht untereinander absprechen können und sich nicht einig sind, was für mich gut ist. Das schlimmste ist, wenn die sich über meine vermutliche Lebensspanne auslassen. Jeder meinte etwas anderes; die spielen doch den Herrn über Leben und Tod. Es ist so wichtig, auf welche Art einem die Diagnose mitgeteilt wird. Die Unsicherheit und Angst des Arztes sickern durch alle seine Knopflöcher. Meiner war so unwirsch und unfreundlich: ‚Nun legen Sie sich erstmal wieder hin und beruhigen Sie sich.‘ Alles ging so sachlich und schnell, ohne jede Beteiligung und Wärme. Im Krankenhaus werden so gerade die elementaren Bedürfnisse versorgt, ansonsten ist man kein Mensch."

„Ich rede wenig über die Krankheit, damit niemand meint, ich gehe damit hausieren. Heimlich wünsche ich mir, es nähme mich jemand in den Arm, würde mich ermutigen und mir zuhören; jemand, der da ist, sich das alles immer wieder anhört, was einem im Kopf herumkreist. Das Sprechenkönnen ist so wichtig, immer weder sprechen, immer wieder Zuhörer haben, immer wieder mitteilen können, nicht schamhaft verschweigen; Todesängste und Verzweiflungen werden beiseite geschoben, alles läuft unter dem Motto der Tapferkeit, bloß nicht klagen."

„Niemand sagte mir, was sich durch die Operation verändert habe, inwieweit ich mich körperlich belasten dürfte. Mein Lebensinhalt war, immer etwas für andere zu tun, immer etwas machen; ich wußte nicht mehr, wie ich mit mir umgehen sollte. Ich merkte meinen Körper nur, wenn ich Schmerzen hatte, wenn er weh tat. Ich überforderte mich ständig, und etwas anderes habe ich auch nie gekannt."

„Es ist sehr schwer, das Neinsagen zu lernen, das eigene Leben neu zu sortieren. Ich habe alles geschluckt, war angenehm und nett. Jetzt möchte ich das Programmierte ablegen, mich nicht mehr so verplanen lassen. Die Wichtigkeiten in meinem Leben müssen eine andere Reihenfolge bekommen. Ich wünschte, jemand würde mich dabei beraten. Ich muß meine Kraft nach der Operation anders nützen. Ich strenge mich soviel an, daß die anderen nicht merken, wenn ich nicht mehr kann. Man braucht jemanden, um sich wieder zu finden, das schafft man nicht allein."

„Ich fing erst an, über das Leben nachzudenken, als die Krankheit ausgebrochen war und der Tod in greifbare Nähe kam. Irgendeine Sicherheit im Rücken nützt nicht mehr viel, man muß sie in sich selbst haben, dann kann einem der Boden nicht weggezogen werden. Ich ließ mich in eine Schablone pressen, habe mich verbrauchen und verplanen lassen, immer versucht, nicht böse zu sein. Nun sitze ich da mit dem Loch in der Brust. Wie weit schaffe ich das, mich freizumachen von den Konventionen: jung, schön, adrett?"

„Ich bin zum Strammstehen erzogen worden. Als Krankenschwester habe ich früher oft 70 Stunden in der Woche gearbeitet bis zum Umfallen. Wann habe ich denn endlich einmal die Berechtigung, daß auch mir einmal geholfen wird? Ich hörte immer auf andere, nicht auf mich, konnte niemals spüren, daß der Bogen bei mir restlos überspannt war. Niemand hat mich je auf die Idee gebracht, daß ich für mich selber etwas tun könnte."

Es wird deutlich, was die Kranken notwendig brauchen: das einfache Mit-ihnen-sein, Neben-ihnen-bleiben, vor allem dann, wenn sie im vorgerückten Stadium ihrer Krankheit in keiner Weise mehr ein dankbares Objekt für medizinische Effizienz, berufliche Befriedigung darstellen. Die geschäftige Macherposition, die etwas Krankes bekämpft, beseitigt, muß abgelöst werden von einer anderen Kommunikationsebene, die wenig will und kann, aber einen langen, geduldigen Atem entwickelt.

Es ist für die Durchschnittsmentalität des Arztes sehr schwierig, gelegentlich auf das Bewirkenkönnen zu verzichten und sich existentiell gespiegelt zu sehen im prognostisch ungünstig beurteilten Tumorkranken. Gelingt es dem Arzt, nach und bei sorgfältiger Erledigung alles „Machbaren" der somatischen Betreuung, eine überzogene Nüchternheit und Sachlichkeit beiseite zu lassen, so können er und der Patient gemeinsam in wesentlich andere Bereiche eindringen, bisher unbekannte Erfahrungen machen, miteinander teilen, voneinander lernen.

Folgende Themenkreise sind besonders vordringlich:

a) Symbiotische Probleme, die zu Verhakungen und gegenseitigen Vereinnahmungen in menschlichen Beziehungen führen; Helfen, Gebrauchtwerden, stets das Wohl des anderen im Auge haben, auf keinen Fall das eigene, ist oft oberstes Prinzip der Kranken. Dabei wird eine erschöpfende Diskrepanz empfunden zwischen dem, was verausgabt wird, und dem, was von anderen zurückkommt.

Aussage eines Kranken: „Alle Fäden laufen bei mir zusammen." Dem Beschützten und Umsorgten bleibt wenig Bewegungsmöglichkeit. Die symbiotischen Fäden fesseln beide Seiten in einem Kerker von unausgesprochenen Erwartungen.

Es besteht oft ein derartiges Bedürfnis, benötigt zu werden, daß der Kranke weder sich selbst, noch dem Schützling einen Freiheitsspielraum unabhängiger, andersartiger Wünsche und Bedürfnisse zugestehen kann. Diese Helferattitüde teilt der Kranke nicht selten mit der Grundposition des Arztes, und für beide ist eine Auseinandersetzung darüber lohnend.

b) Mit diesem Komplex eng verbunden ist das übermäßige Harmoniebedürfnis: der Wunsch, mit allem einig zu sein, den Erwartungen anderer zu entsprechen, möglichst alles hundertprozentig „richtig" zu machen. Das frustrane Bemühen um dieses unerreichbare Ideal führt ebenfalls in eine aussichtslose Erschöpfung. Den Mut zu wecken für Streitfähigkeit, Selbsterlaubnis zu Irrtümern, schafft erhebliche Entlastung.

c) Das häufig bestehende Motto der Tapferkeit, des klaglosen Leidens erfreut sich hoher sozialer Wertschätzung, weil es die Umgebung nicht behelligt, vom Leiden verschont. Für den Kranken ist es eine unechte Haltung, eine psychische Zwangsjacke, von der ihn der Arzt befreien sollte.

d) Die feindliche und beschämte Einstellung gegenüber der versehrten Körperlichkeit ist mit Hilfe des Arztes zu revidieren. Das Gefühl des eigenen Wertes nicht ausschließlich am Maßstab der physischen Gesundheit zu messen, sondern zu erweitern auf psychische und geistige Bereiche, ist für den Kranken oft völliges Neuland. Von dort aus kann er sich mit anderen Augen betrachten, einen sorgfältigeren Umgang mit den ihm verbliebenen Möglichkeiten erlernen, seine eigenen Bedürfnisse und Wünsche in Erfahrung bringen; wenigstens gelegentlich „nein" nach außen und „ja" zu sich selbst zu sagen, die Bereitschaft haben, für sich selbst etwas zu tun.

Zum Abschluß der Appell eines Tumorpatienten an seine Mitkranken: „Jeder Tag ist ein Bonus. Der Tod war bereits eine Realität, bevor wir krank wurden. Betraure den Körper, den du hattest, und lege ihn zur Ruhe. Dann mache dich auf, herauszufinden, was du fähig bist zu tun. Wenn man dem Tod gegenübertritt, gewinnt man eine völlig neue Wertschätzung der Dinge im Leben, die andere für selbstverständlich erachten. Ich sah viele Leute, die in der Krankheit stärker wurden als je zuvor."

Interaktionsprobleme zwischen Ärzten und Krebspatienten

C. REIMER

Nachdem im Beitrag von Frau Eisenmann deutlich gemacht wurde, wie die betroffenen Patienten den Kontakt mit ihren Ärzten erlebt haben, soll hier mehr auf die Ärzte selbst eingegangen werden. Dabei werden aus dem komplexen Gesamtbereich der Arzt-Patient-Beziehung bei Krebserkrankungen nur bestimmte, für die Interaktion besonders wichtige Fragen berücksichtigt.

Die Diagnose „Krebs" ist für Betroffene wie Nichtbetroffene, möglicherweise auch für viele Kollegen, von einer düsteren, pessimistischen, todesnahen Aura umgeben. Man denkt und fühlt leicht Angst, Ohnmacht, Unheilbarkeit, qualvolles Sterben usw. Diese negativen Assoziationen und Gefühle, die ja häufig genug auch ihre reale Berechtigung haben, können bei Ärzten dazu führen, mit betroffenen Patienten nicht offen über deren Krebskrankheit zu sprechen. Diesem Faktor „Offenheit" will ich im folgenden vor allem nachgehen, verdeutlicht an den Problemen der Aufklärung von Krebspatienten.

Zur Illustration der Problematik soll ein kurzes, von mir erlebtes Beispiel dienen:

Ich wurde um einen Konsiliarbesuch bei einer Patientin in der Chirurgie gebeten. Zur Fragestellung hatte der Chirurg auf dem Konsilschein vermerkt: „Zustand nach Gastrektomie bei Neoplasma. Jetzt Re-Laparotomie vorgesehen. Patientin psychisch instabil – ist über Prognose und Krankheit *nicht* aufgeklärt. Stimmungsaufhellende Medikation angezeigt?" – Bei meinem Besuch fand ich eine 57jährige Frau vor, die schwer gequält und voller Unruhe den Ärzten global Vorwürfe machte, u. a., daß sie doch alles eher hätten erkennen müssen. Sie machte sich Sorgen über die Genese ihrer Schmerzen, fragte mich dann, ob das wohl „zum Letzten" führe und ob das „wirklich schon das Ende" sein solle. Da müsse man ja Depressionen kriegen! (stimmt). Ferner äußerte sie mehrfach in starker Verzweiflung ihre Angst, daß die Ärzte ihr etwas verheimlichen würden (stimmt!).

Dieser Konsiliarbericht war für mich sehr bedrückend. Da wurde am Ende einer Kette ärztlicher Fehlleistungen der Psychiater gerufen, um die Patientin stimmungsmäßig „aufzuhellen" – ein wahrlich makabres Ansinnen, das ich entsprechend abgelehnt habe unter Hinweis darauf, daß dringend ein offenes Gespräch mit der Patientin über ihre Krankheit von seiten ihrer Behandler geführt werden müsse.

Ich weiß aus der Balint-Gruppen-Arbeit mit Tätigen in der Krebsnachsorge, wie gern solche Gespräche von Kollegen und Stationsteams delegiert werden, vorzugsweise an Krankenhausseelsorger oder andere externe Betreuer. Häufig herrscht auch in Stationsteams Unklarheit darüber, ob ein Karzinompatient aufgeklärt ist oder nicht.

Das aufgeführte Beispiel zeigt meines Eachtens eindrucksvoll, welchen Belastungen die Arzt-Patient-Beziehung bei Malignomerkrankungen ausgesetzt ist, wenn der Patient nicht aufgeklärt worden ist und mit seinen Befürchtungen und Ängsten derart alleingelassen wird. Nicht wenige Kollegen argumentieren, daß die Mitteilung der Wahrheit von vielen Patienten nicht ausgehalten werden könne und daher nicht zumutbar sei. Sie könnte unter Umständen sogar zu Suizidalität und in letzter Konsequenz zum Selbstmord führen. Bei solcher Argumentation muß man sich fragen, ob sie primär der Fürsorge für die betroffenen Patienten entstammt oder nicht eher aus abgewehrten Ängsten einer Berufsgruppe rührt, die selbst, wie Feifel et al. (1967) zeigen konnten, ein großes Ausmaß an latenter Todesangst schon in der Kindheit besitzt und u. a. darum eine offene Konfrontation mit dem Komplex „Tod und Sterben" lieber vermeidet. Auch latente eigene Suizidalität kann leicht auf Patienten projiziert werden: Wir wissen aus entsprechenden Untersuchungen, daß die Suizidrate unter Karzinompatienten nicht höher ist als in der vergleichbaren „gesunden" Bevölkerung. Ebenso besteht auch kein Zusammenhang zwischen Aufklärung und konsekutiver Suizidalität. Andererseits führt „unheilbare Krankheit" bei Angehörigen helfender Berufe die Liste möglicher eigener Suizidmotive an! (Reimer 1981). Sicher haben viele Kollegen im Studium nicht nur keinerlei Hinweise auf einen konstruktiven Umgang mit Malignompatienten erhalten, sondern sogar vermittelt bekommen, daß die diesbezügliche Interaktion von „gnädigen Lügen" beherrscht sein sollte – angeblich zum Schutz des Patienten. Manche haben vielleicht auch miterlebt – was auch entsprechende Untersuchungen belegen –, in welchem Ausmaß Visiten bei Todkranken vermieden werden. So hat mancher sozusagen „subkutan" gelernt, daß es grundsätzlich besser ist, unheilbar Kranken auszuweichen.

Der Leser sollte sich aber im klaren darüber sein, daß dieses Verhalten ganz und gar nicht den Wünschen der Patienten entspricht! Denn viele

Untersuchungen haben übereinstimmend gezeigt, daß das Gros der Patienten sich durch ein solches Verhalten nicht nur in einer schweren persönlichen Krise alleingelassen fühlt, sondern daß diese Art von Vermeidung und Unoffenheit die Arzt-Patient-Beziehung schwer belastet und oft so irreparabel schädigt, daß in der verbleibenden Zeit keine Vertrauensbeziehung mehr hergestellt werden kann.

Man sollte sich auch bewußt machen, daß die den Malignompatienten noch verbleibende Zeit u. a. den Sinn hat, den Abschied bewußt zu erleben, letzte Dinge zu ordnen usw. Dazu gehört substantiell, daß der Patient weiß, wie es um ihn steht. Dieses Wissen muß ihm offen und einfühlsam von seinem Arzt vermittelt werden, um den Prozeß der Auseinandersetzung mit Tod und Sterben und allen dazugehörigen Gefühlen, wie z. B. Verzweiflung, Trauer, aber schließlich auch Akzeptanz möglich zu machen. Nach meiner Erfahrung haben viele Ärzte hier „Verletzungsängste", d. h., daß sie fürchten, der Patient könne die Wahrheit nicht ertragen. Daß das praktizierte Gegenteil viel verletzender sein kann, wird dann oft nicht reflektiert.

Ich möchte zum Schluß in tabellarischer Form in Anlehnung an Senn (1981) die Gründe zusammenfassen, die für ein offenes Gespräch mit Krebs-Patienten sprechen.

Tabelle 1. Gründe für eine offene Information bei Patienten mit Malignomerkrankungen. (Nach Senn 1981)

1. Vermeiden der kommunikativen Isolation des Tumorpatienten von seiner Umgebung.
2. Den Patienten nicht um wertvolle Lebenszeit betrügen (nötige Konfliktverarbeitung, Reifungs- und Ablösungsprozeß, Handlungsfreiheit wahren).
3. Das Verständnis des Patienten für seine Krankheit und deren eventuell nötige einschneidende Behandlungsschritte erwecken (Kooperation).
4. Medizinische Pflege und seelische Führung des Patienten in der Krise erleichtern.
5. Keine Illusionen, sondern ehrliche Hoffnung und Trost schenken.
6. Die ohnehin gesellschaftspolitisch sinkende Glaubwürdigkeit des Arztes nicht noch durch „Unwahrhaftigkeit" aufs Spiel setzen.

Literatur

Feifel H, Hanson S, Jones R, Edwards L (1967) Physicians consider death. Proc Ann Meet Amer Psychopathol Ass, 75th Annual Convention 201

Köhle K, Simons C, Kubanek B (1990) Zum Umgang mit unheilbar Kranken. In: Uexküll T von (Hrsg) Psychosomatische Medizin, 4. Aufl. Urban & Schwarzenberg, München Wien Baltimore, S 1199–1244

Meerwein F (Hrsg) (1981) Einführung in die Psycho-Onkologie. Huber, Bern

Reimer C (1981) Zur Problematik der Helfer-Suizidant-Beziehung: Empirische Befunde und ihre Deutung unter Übertragungs- und Gegenübertragungsaspekten. In: Henseler H, Reimer C (Hrsg) Selbstmordgefährdung – Zur Psychodynamik und Psychotherapie. Frommann-Holzboog, Stuttgart Bad Cannstatt, S 1–27

Senn HJ (1981) Wahrhaftigkeit am Krankenbett. In: Meerwein F (Hrsg) Einführung in die Psycho-Onkologie. Huber, Bern, S 64–83

Psychotherapeutische Hilfe bei Schwerkranken und Sterbenden

I. JANTSCHEK und H. FEIEREIS

Eine schwere, lebensbedrohende Erkrankung bedeutet immer eine tiefe Krise für den Betroffenen und seine Familie. Notwendige Veränderungen der bisherigen Lebensgewohnheiten, Verlust von Lebensqualität und Lebensfreude, Angst vor Schmerzen, vor der unter Umständen bald bevorstehenden Trennung, dem Sterben und dem Tod bestimmen fortan die Gegenwart. Gefühle sozialer Isolierung und sozialen Abstiegs beeinflussen den Erkrankten in seinen gewohnten Kommunikationen, führen zu innerer, häufig auch realer äußerer Einsamkeit und zum Verlust seiner psychischen und physischen Integrität. Er erfährt die Grenzen seiner möglichen Bewältigungskräfte. Realängste, Sterbens- und Todesängste wie auch neurotische Ängste verändern sein Verhalten und wirken sich auf sein soziales Umfeld aus (26).

Eine 65jährige Patientin, die 1 Jahr nach dem Tod ihres Ehemannes an einem Mammakarzinom erkrankte, beschreibt diesen Zustand so: „Ich habe Schmerzen, kann mich kaum bewegen. Die Leute beobachten mich, weil ich mich so ‚verrückt' halte. Ich kann nirgendwo mehr hin, wissen Sie, ich habe auch gar keine Lust mehr. Ich denke immer an meinen Mann, der mich letztes Jahr allein gelassen hat. Mit ihm hätte ich darüber reden können, daß ich bald sterben müsse. Die vom Seniorenklub lassen mich auch allein. Ich bin ja auch nichts mehr wert mit so einem Dreck."

Das primäre therapeutische Angebot

Die Unterstützung und Hilfe bei der Bewältigung dieser Lebenskrise bis hin zur Begleitung des Sterbenden ist die gemeinsame Aufgabe aller, die im Verlauf der Erkrankung mit dem Patienten in Kontakt treten. Die Vielfalt therapeutischer Maßnahmen verwirren den Kranken, er fühlt sich unverstanden zwischen Hausarzt, Chirurgen, Radiologen, Onkologen, Klinikarzt, Schwestern und Pflegern, Mitpatienten, Seelsorger, Familienangehörigen, Sozialarbeitern, Altenpflegern und nicht zuletzt Psychologen und Psychotherapeuten. Die Fragen von Krebspatienten in

einer psychosozialen Beratungsstelle: „Wer ist mein Arzt, wer ist für
mich zuständig, auf wen kann ich mich verlassen, wo kann ich offen
sein und zeigen, wie schlecht es mir wirklich geht?" unterstreichen den
Wunsch nach *einer* ausdauernden, belastbaren und offenen Beziehung.
Diese anzubieten und auszuhalten ist unseres Erachtens in erster Linie
die psychotherapeutische und psychosoziale Aufgabe des Arztes. Nicht
nur der psychotherapeutisch geschulte Arzt ist kompetent, sondern auch
der, dem der Patient Vertrauen entgegenbringt und zu dem er diese Beziehung aufbauen kann.
Psychotherapeutische und psychosoziale Bemühungen richten sich nach
den individuellen Bedürfnissen des Kranken und müssen den einzelnen
Krankheitsphasen angepaßt sein. Psychotherapeutische Hilfestellung im
Sinne einer supportiven und konfliktzentrierten Vorgehensweise ist
immer dann angezeigt, wenn es gilt, den Patienten in seiner Anpas-
sungs- und Bewältigungsleistung zu stützen und ihm zu helfen, zu einer
neuen Identität in der Krankheit und möglicherweise letzten Lebensphase zu finden. Die Hilfestellung wird vor allem auch darin bestehen,
seine Eigenverantwortlichkeit und Eigeninitiative zu fördern, um so den
Gefühlen der Entmündigung durch die bedrohliche Krankheit und des
Ausgeliefertseins an sie entgegenzuwirken.

Notwendige Reflexion und Introspektion des Arztes

In Begleitung des sterbenden Schwerkranken ebenso wie des sterbenden alten Menschen muß sich der Arzt mit dem eigenen Tod, seinen
Ängsten und der Tatsache seiner „Entidealisierung" durch die Krankheit
konfrontieren, sein berufliches Selbstverständnis überprüfen (9). Hier-
her gehören demnach auch die Gedanken über uns selbst, über die eigene körperliche und seelische Verfassung, d. h. also, wie vorbereitet oder
unvorbereitet, wie gesund oder krank, wie aufgeschlossen oder mißmu-
tig, wie positiv oder negativ wir dem Kranken begegnen, der unsere
Hilfe im letzten Abschnitt seines Lebens braucht. Ein Beispiel möge
zeigen, was gemeint ist:

Eine 28jährige Frau leidet an einer chronischen Blutkrankheit, die mit Hilfe von
Operationen, Bestrahlung und Medikamenten bisher beherrscht zu sein schien.
Dennoch waren nach medizinischen Erfahrungen die Aussichten, noch längere
Zeit zu überleben, gering. Ihr Verlobter wußte über die Krankheit Bescheid;
trotzdem wollte er seine Verlobte heiraten, sie aber zögerte. Sie wollte nur ein-

willigen, wenn die Aussicht, am Leben zu bleiben, größer sei als die Gefahr, nach einigen Monaten oder spätestens in 1 bis 2 Jahren sterben zu müssen. Darum wandte sie sich an ihren Arzt. Er galt als ein Spezialist gerade für diese Krankheit. Aber auf solche Fragen wie diese seiner Patientin war er nicht genügend vorbereitet. Seine eigene depressive Grundhaltung, die seinen Charakter bestimmt und durch sein Lebensschicksal mit dem Verlust seiner Frau und seines Sohnes geprägt war, färbte entscheidend seine Aussage: Er hatte nämlich seine eigene Lebenserfahrung in seine junge Patientin projiziert und ihr darum den Ernst der Krankheit weitaus schwieriger dargestellt als die Chancen zu überleben. Die junge Frau wurde nun zusätzlich neben der schweren Krankheit mit einem Konflikt belastet, der weitaus mehr subjektive Faktoren des um Rat Gefragten enthielt. Der Arzt hatte in seiner Patientin sich selbst geraten, aber nicht ihr. Sein Unbewußtes hatte ihr vielleicht das versagen wollen, was ihm selbst versagt worden war.

Nur wenn wir solche eigenen Anteile reflektieren, ist es möglich, Ängste, Depressionen, Todesangst und vielleicht auch Todessehnsucht des Patienten zuzulassen.

Die Möglichkeiten umfassender begleitender Hilfe

Möglichst frühe Gespräche zur Überwindung der Ängste und Depressivität sind Voraussetzung für die positive Krankheitsbewältigung in späteren Krankheitsphasen. Nach Untersuchungen von Derogatis et al. (5) treten bei Malignompatienten in fast 50 % psychische Veränderungen ein. Davon haben etwa $1/3$ Anpassungsstörungen mit gemischter Angst und Depressionssymptomatik. Weiterhin setzen ausgeprägte depressive Verstimmungen, psychoorganische Symptome, Persönlichkeitsstörungen und nur in einem geringen Anteil schwere Angstsyndrome ein.

Die nach Mitteilung der Diagnose – der Informationswunsch des Patienten, nicht das Mitteilungsbedürfnis des Arztes sollte das Ausmaß der Information (7) bestimmen – eingeleiteten chirurgischen, radiotherapeutischen und onkologischen Maßnahmen lösen oft akute Angstsymptome aus. In dieser extremen Situation steht das Bedürfnis nach Trost und Hoffnung an erster Stelle. Tröstung und eine humane Medizin sind jedoch ohne unsere Bereitschaft zum Gespräch und ohne unsere persönliche Zeit nicht möglich (2). Hier wird besonders spürbar, daß bei allen technischen Möglichkeiten moderner Medizin die Begegnung zwischen Patient und Arzt im Mittelpunkt ärztlichen Handelns stehen soll.

Die psychotherapeutischen Bemühungen müssen hier den Kranken in seinem Schock über die Krankheit auffangen und in einem offenen Kontext ein Behandlungskonzept entwickeln, auf das sich der Patient einlassen kann. Dabei ist ein eher abwartendes Verhalten hilfreich, das Traurigkeit und Verzweiflung zuläßt und dem Kranken Zeit gibt, sich auf diese Bedrohung seines Lebens einzustellen. Ein neuer Anfang, das Wiederhineinfinden in den bisherigen Alltag scheint nicht mehr möglich zu sein. Deshalb müssen adäquate Zukunftsvorstellungen entwickelt werden, die auch darin bestehen, sich auf die Nebenwirkungen der Strahlen- und Chemotherapie einzustellen. Hier bieten sich günstige Ansatzpunkte in der psychosozialen Hilfe, vor allem, wenn verstümmelnde Operationen erfolgen, für z. B. kolektomierte und mastektomierte Patienten.

In der Initialphase der Erkrankung ist es für den Arzt wichtig, den Betroffenen in dessen Realitäten kennenzulernen und zu verstehen, welche subjektive Bedeutung diese für ihn haben. Wie ist seine Selbstbewertung? Wie sind Arbeitssituationen und Einkommen? Wie offen kann er innerhalb von Familie oder Freundeskreis über seine seelischen Nöte sprechen? Welcher Wert kommt seiner Gesundheit zu? Wie ist seine religiöse Gebundenheit?

Unbedingt notwendig ist eine genaue Kenntnis der Biographie, wie auch die Frage, auf welche Erfahrungen der Kranke zurückgreifen kann im Zusammenhang mit der Krankheit oder dem Sterben Nahestehender.

Das folgende Beispiel möge zeigen, welche Ressourcen solche Erfahrungen beinhalten können:

Eine 48jährige Melanompatientin wirkt nach Mitteilung der Diagnose scheinbar gefaßt und bittet, ihre Angehörigen nicht über die Tragweite der Krankheit zu informieren; sie könne diesen die Wahrheit nicht zumuten. Sie gibt jedoch ihr Einverständnis zu einem gemeinsamen Gespräch mit dem Ehemann und 2 Söhnen, 16 und 18 Jahre alt. Auf die Frage, ob die Familie schon zuvor eine schwerwiegende Krankheitssituation erlebt habe, berichtet der 16jährige, wie tröstend und beruhigend er im Alter von 10 Jahren das offene Gespräch mit der Mutter über die Krebskrankheit und den Tod ihres Vaters, seines Großvaters, erlebt habe. „Wir haben alle zusammengehalten." Nun sei die Mutter selbst krank, aber er habe keine Angst, „wir werden ihr schon helfen!".

Hier kommt für die Kranke das wichtigste Hilfsangebot aus der jüngeren Generation, die Ermutigung ihres Kindes, Unterstützung anzunehmen und Ehemann und Kindern Belastung zuzutrauen. Sie selbst hatte damals unter der Tabuisierung der bedrohlichen Lebenssituation des Vaters in dessen Familie sehr gelitten. Im Schock über die eigene Erkrankung fühlte sie sich wertlos, als Störer der

Lebensordnung aller, zog sich zurück und hatte vergessen, daß sie selbst seinerzeit ihre Trauer nur gemeinsam mit der Familie überwinden konnte.

Um sich die Zuwendung ihrer Umgebungspersonen zu sichern, auch die des Arztes, verhalten sich viele Kranke möglicherweise optimistischer, ausgeglichener und „normaler" als ihnen zumute ist. Damit nehmen sie sich die Chance, ihre aufkommenden negativen Gefühle wie Verzweiflung und Scham („Warum muß gerade mich so etwas treffen, die Nachbarn sollen das nicht erfahren"), Neid auf die Gesunden und Überlebenden, Angst vor dem Sterben auszudrücken und zu teilen. Diesen Mitteilungsprozeß zu ermöglichen ist eine psychosoziale Aufgabe des Arztes. Die Tendenzen zum Rückzug, sich in Fachsprache zu flüchten, körperliche Mißempfindungen bei der Begegnung mit Krebspatienten zu spüren, Befangenheit, Unsicherheit und übertriebene Vorsicht im Umgang sind uns allen bekannt. Für die Kranken ist ein scheinbar neutrales Verhalten bereits bedrohlich.

Eine 34jährige Büroangestellte, die an Brustkrebs erkrankte, spürte das verkrampfte Verhalten ihrer Freundin deutlich und äußerte sich dazu in einer Selbsthilfegruppe wie folgt: „Ich faßte Mut und sprach mit ihr darüber. Sie war ganz erleichtert; ich war stolz, daß ich mich von diesen Vorbehalten und meinen Gefühlen, wie aussätzig zu sein, frei gemacht hatte."

Eine ausschließlich individuumbezogene Begleitung des Schwerstkranken oder des alten sterbenden Menschen muß ungenügend bleiben. Von Trauer, Verlustängsten, noch offenen Aufgaben, Schuld und Versagensgefühlen wird immer auch die ganze Familie betroffen. Eine Studie über 136 an Brustkrebs, Sarkom, Lungenkarzinom erkrankte Patienten ergab, daß ein Mangel an offener Kommunikation in der Familie ebenso häufig und belastend wie körperliche Beschwerden und deutlich häufiger als durch die verschiedenen aggressiven Behandlungen empfunden wurde (27). Dies zeigt, daß es sinnvoll ist, auch die Familie in die therapeutische Begegnung einzubeziehen. Klärung der aktuellen Umgangsschwierigkeiten und der geänderten Bedürfnisse stehen im Vordergrund, nicht die Aufarbeitung alter Konflikte. Wenn beispielsweise der Kranke mit seinen Ängsten die Familie schont, kann das Familiengespräch helfen, die wahren Gefühle der Angst zu zeigen und nicht Kraft und Stärke vorzuspielen. Besonders wichtig wird die Unterstützung der Familie, wenn es um die Begleitung des Kranken und Sterbenden in seinem familiären Umfeld geht, für die Familie auch über den Tod hinaus.

Psychosoziale Auswirkungen ergeben sich nicht nur in der Umgebung der Familie des Kranken, sondern ebenso für das persönliche Umfeld des Arztes oder Helfers. Hier tragen Balint-Gruppen zur Entlastung und Unterstützung bei, vor allem aber auch zur Akzeptanz eigener Betroffenheit.

Das Erlernen des autogenen Trainings in dieser ersten Krankheitsphase stellt eine wertvolle Hilfe dar, mit inneren Spannungen und psychosomatischen Begleitreaktionen wie Kopfschmerzen, Schlafstörungen, funktionellen Beschwerden umzugehen. Auch gestaltende Möglichkeiten wie Malerei und Tonarbeiten, ferner Musik und Literatur können zur Erinnerung an frühere positive Begegnungen und Erfahrungen in Lebenskrisen beitragen.

Auch hier kann das Angebot problemlos für den Ehepartner und/oder die Familie erweitert werden.

Zur Wahrheit am Krankenbett

Je tiefer das Krankheitsgefühl des Patienten ist, desto stärker wird im Sinne einer benignen Regression der Wunsch nach Hilfe und stützender Abhängigkeit. In diesem Zusammenhang wird oft auch übersehen, daß der Schwerkranke oder Sterbende nur sehr selten direkt fragt: „Muß ich sterben?" Diese dem Menschen innewohnende Abwehrhaltung sollte man dann respektieren, wenn sie für den weiteren Verlauf keine negativen Konsquenzen besitzt.

Angesichts einer lebensbedrohenden Krankheit oder des Todes geht weit mehr im Kranken vor als Abwehr und Verleugnung. Es ist nicht nur ein aus den Abwehrkräften gespeister Vorgang oberflächlicher Verdrängung. Es ist vielmehr ein ans Wunderbare grenzendes Ereignis, das dem Menschen jenes, nur ihm als einzigem Lebewesen innewohnende Bewußtsein, sterben zu müssen, die letzte schwerste Phase seines Lebens erleichtert. Obwohl keine organischen Bewußtseinsstörungen vorzuliegen brauchen, ist dennoch dieser Sektor des Bewußtseins, sterben zu müssen, meistens in eine Art Schleier eingehüllt, ein Vorgang, der wie kaum ein zweiter einen so unendlich humanen Charakter trägt.

Ein Beispiel für viele:

Ein 62jähriger Arzt sieht auf einem Röntgenbild eine Vergrößerung der Lungenwurzel, die durch einen nicht mehr operablen Krebs hervorgerufen wird. Viele solcher Bilder hat er schon gesehen, seine Diagnose stützt sich auf immense Erfahrungen. Diesmal freilich zögert er, aber nur einen Moment, dann ist er sich wieder ganz sicher. Es ist ein Lungenkrebs. Und es ist sein eigenes Röntgenbild. Müßte nicht gerade er, der das Schreckliche dieser Krankheit viele Male vor Augen hatte, zusammenbrechen unter einer solchen, innerhalb von wenigen Sekunden eingetretenen Kenntnis über sein unausweichliches nahes Ende? Das Erstaunliche tritt ein: Er äußert langsam Zweifel, daß es ein besonders bösartiger Tumor sei; er erörtert die Möglichkeit, sich vielleicht doch zu täuschen; er unterwirft sich der medikamentösen Tumortherapie mit einer viel optimistischeren Haltung gegenüber seiner Skepsis bei seinen früheren Patienten; er wertet jede kleine Besserung des Appetits oder des Allgemeinbefindens als Hinweis, daß es nunmehr aufwärts gehe, und – das ist das Entscheidende – er ist dankbar für jeden Zuspruch seines Kollegen, der ihn behandelt. Der so unermeßlich wohlwollend vor seinen Augen zugezogene Schleier schützt ihn trotz der Kenntnis seiner Diagnose vor dem Zusammenbruch. Er bräche zusammen, wenn ihm sein Kollege die Wahrheit sagte, obwohl er sie ja selbst weiß, ja, sie gleichsam als Befreiung von unbewußten Ängsten öfters ausspricht.

Dieses Beispiel zeigt, wie hilfreich ein gelungenes Einfühlungsvermögen in der Antwort des Arztes auf die ausgesprochenen Worte des Kranken sein kann (1, 4, 10, 11, 16).

Eine 82jährige, in einer Tumorkachexie dahinsiechende Kranke, gilt bei Schwestern und Ärzten als uneinsichtig in ihre Krankheitssituation: „Sie läßt einfach nicht zu, daß sie sterben muß, nimmt weder Trost noch Rat an, sie will sich nicht damit abfinden." Eine sonst nicht auf der Station tätige, noch junge Ärztin wird im Nachtdienst zu der Kranken gerufen, als diese über Unruhe und Angstgefühle klagt. Um ihr eigenes beklemmendes Gefühl von Todesnähe zu überwinden, sagt die Ärztin zu der Kranken: „Sie haben in Ihrem Leben so viel mehr gesehen und gehört als ich." Die Patientin fühlt sich an ihre einzige Enkelin erinnert, die ihr sehr fehlt, seitdem sie vor einigen Jahren ins Ausland zog. Sie antwortet (mit leiser Stimme und geschlossenen Augen): „Kommen Sie morgen wieder, ich möchte die Zeit nutzen, von meinem Leben zu erzählen." Beide wissen, daß der Tod nahe ist. Die Begegnung zwischen dem alten und dem jungen Menschen führt die Kranke in eine andere Sichtweise – vom „Schatz ihres Lebens" zu berichten. In der Frage nach dem Sinn ihrer Erkrankung spürt sie weniger das Gefühl eines passiven Ausgeliefertseins als Hoffnung und Trost. Die emotionale Betroffenheit der Ärztin von der Situation der Patientin hilft dieser, in ihr eine „Schicksalsgefährtin" zu sehen, das Unabänderliche auszuhalten.

Wir versuchen, den Kranken in seinem Kranksein zu verstehen; sind aber meistens selbst Gesunde in Gesundheit. So werden gutgemeinte Ratschläge und Tröstungen oft abgewiesen. Unsere Aufgabe kann deshalb nur sein, mehr von der Bedeutung, vom Inhalt des Krankseins sowie von den Krankheitstheorien des Betroffenen zu verstehen, um zur

Entwicklung von Strategien zur Bewältigung der Krankheit beizutragen und vor allem positiv auf das gestörte Selbstbild des Kranken einzuwirken.

Nach Larbig (15) hat eine Umfrage unter amerikanischen Ärzten ergeben, daß 60 bis 90 % gegen eine Aufklärung seien. Die Mehrzahl der Ärzte sei überzeugt, daß die Patienten die Wahrheit nicht hören wollen. Zusammenfassend zielen alle Argumente auf die schweren psychologischen Folgen, wie Ängste, Hoffnungslosigkeit, Depression, Suizid. Derartige Wirkungen sollen vermieden werden, da sich die Ärzte dieser Aufgabe nicht gewachsen fühlen. Der sehr häufig angenommene Suizid nach Aufklärung sei allerdings bisher selten exakt belegt. Auch eigene Ängste, so wie der sehr verbreitete, oft von Patienten induzierte Mythos des Arztes als Sieger über den Tod, mache es dem Arzt sehr schwer, den Patienten oder den Angehörigen über die wahre Natur der Erkrankung zu informieren. Sozialpychologisch verstehbare Tatbestände könnten eine humane Aufklärung verhindern oder stark einschränken.

Verschiedene Autoren sprechen von einer allgemeinen Kommunikationshemmung gegenüber Schwerkranken, mit der zum Teil in Form stark angstbesetzter Widerstände seitens der Ärzte und des medizinischen Pflegepersonals die unheilbare Erkrankung sowie der bevorstehende Tod abgewehrt werden. In Untersuchungen von Köhle (13) über die Kommunikationszeit der Ärzte und des Pflegepersonals bei Schwerkranken und Sterbenden fiel auf, daß die Gespräche immer kürzer und inhaltsloser wurden, je kränker und hinfälliger die Patienten waren. Schwerkranke, unbehandelbare Patienten könnten für den Arzt eine narzißtische Kränkung bedeuten. Vorzeitiger Rückzug vom Schwerkranken könnte die Folge sein, um nicht dauernd mit der eigenen ärztlichen Unfähigkeit konfrontiert zu werden. Die Kommunikationshemmung im Krankenhaus kann zum institutionellen Problem werden, für das verschiedene Faktoren verantwortlich sein können:

- Falsch verstandene ärztliche Schweigepflicht.
- Unbehandelbarkeit und Tod können latente eigene Todesängste mobilisieren.
- Schwer kommunizierbares ärztliches Fachwissen.
- Mangelhafte Kooperation und Erfahrungsaustausch auf der Station.
- Allgemeine Tabuisierung der Todesthematik.

Die letzte Krankheitsphase

Bei Progredienz der Erkrankung treten nun Trennungs- und Verlustängste bis hin zu panischen Angstzuständen in den Vordergrund. Frühere Selbstwertkrisen werden aktualisiert. Aggressive Gefühle, auch Neid und Eifersuchtsgefühle gegenüber Gesunden, können sich bis zu versteckten Todeswünschen hin steigern. In dieser Aggression liegt ein Hilferuf, der verstanden werden muß und vom Arzt nicht auf sich selbst bezogen werden darf. Wie schwer diese aggressiven Gefühle zu ertragen sind, wird den meisten aus eigenem Erleben bekannt sein (3).

Ich (I. J.) erinnere mich besonders an die Begegnung mit einer gleichaltrigen Melanompatientin, die mich als „Todesengel" bezeichnete und mich mit dem ständig vergleichenden Erfragen meiner Rolle als Frau und Mutter aus dem Zimmer trieb. Ich konnte zum damaligen Zeitpunkt die Neidgefühle und Todesphantasien, die sich auch auf meine Kinder bezogen, nicht aushalten und war erleichtert, daß ich mich als von außen kommende ärztlich psychotherapeutische Beraterin zurückziehen und meiner zu starken Identifikation mit dieser Patientin ausweichen konnte. Solche Möglichkeiten der Abwehr eigener Ängste sind für den Klinikarzt leichter anzuwenden, da immer andere aus dem Behandlungsteam entlastend einspringen können. Der Hausarzt hingegen sieht sich der Belastung durch die Betreuung unheilbar Kranker und Sterbender allein ausgesetzt und sucht sie durch sichtbare und meßbare Heilerfolge in seiner Praxis zu kompensieren. Hier wäre auch, wie bereits erwähnt, die entlastende Funktion von Balint-Gruppen zu nennen, die sich nicht nur für den Arzt, sondern auch für die Pflegenden im weiteren Sinne anbieten. In der Balint-Gruppe kann sich unsere eigene, den Tod verdrängende Haltung zeigen, bevor wir überhaupt an das Bett des Kranken getreten sind. Mit Karl Rahner (21) sollten wir uns vergewissern:

„Darum müssen wir zunächst unseres eigenen Todes gedenken. Es ist nun einmal so: Wir alle sitzen im Kerker unseres Daseins als zum Tode Verurteilte und warten, bis wir dran kommen. Bis dahin kann man Karten spielen, eine Henkersmahlzeit gut finden und für den Augenblick vergessen, daß die Kerkertür bald aufgeht und wir herausgerufen werden zum letzten Gang, aber vergessen, eben das sollen wir nicht. Dem Tier ist sein Tod verborgen oder nur in dumpfer Lebensangst präsent. Wir aber wissen vom Tod und sollten dieses Wissen nicht verdrängen. Wir sollten im Angesicht des Todes leben. Wissen, daß wir einfach in die unerbittliche Einsamkeit des Todes gestoßen werden, wohin keiner mehr mitgeht, das Geschwätz aufhört, keiner sich mehr hinter einem anderen verstecken, keiner sich auf eines anderen Meinung hinausreden kann" (S. 84).

Josef Mayer-Scheu (17) hat es ebenfalls treffend formuliert: „Das Problem der Wahrheit gegenüber dem Sterbenden ist also genauso ein Problem wie die Wahrheit für den Sterbebegleiter selbst, im Umgang mit seiner eigenen Todesangst und seiner Unfähigkeit zu sterben" (S. 24).

Zurück zur Angst des Patienten. Ängste vor Identitätsverlust im Verlauf der schweren Krankheit und des Sterbens wurden bereits erwähnt. Störungen des Körperbildes treten auf und werden mit verstärkter Eigenbeobachtung angstvoll erlebt. Das reale Leben wird ausgeblendet. Den Blick auf die gegenwärtige Krankheitssituation gerichtet, die Einstellung auf das Schmerzerleben dienen dem Ziel, eine neue Identität zu finden.

Zu diesem Zeitpunkt ist es besonders wichtig für den Arzt, nicht von eigenen Ängsten und Depressionen überwältigt zu werden. Eine Störung der Arzt-Patienten-Beziehung, die unbewußt vom Kranken vor allem auf die Aufrichtigkeit des Arztes hin überprüft wird, wäre die Folge. Erträgt der Arzt die eigene Hilflosigkeit nicht, neigt er zu hyperaktivem Verhalten (Helfersyndrom), so bleiben die persönlichen Bedürfnisse des Patienten unerfüllt, er wird infantilisiert und entmündigt. Die kontinuierliche Begleitung des Kranken ist um so eher zu verwirklichen, je größer unsere Zuwendung ist und je kleiner die Apparatur. Und sie ist um so menschlicher, je mehr die Hoffnung die Interaktion bestimmt.

„Noch am Grabe pflanzt er die Hoffnung auf", nicht weniger ist dem Arzt und Theologen Ansohn (1) in seinem lesenswerten Buch zuzustimmen: „Unverrückbar ist daran festzuhalten, daß dem Kranken die Hoffnung bewahrt werden muß" (S. 130).

Dies ist wohl auch die tröstliche Atmosphäre, die Schopenhauer (23) im Sinn gehabt haben mag, als er sagte: „Ich glaube, daß, wenn der Tod unsere Augen schließt, wir in einem Lichte stehen, von welchem unser Sonnenlicht nur der Schatten ist" (S. 182).

Treten Schmerzerlebnisse im Verlauf der Erkrankung zunehmend in den Vordergrund und reichen psychotherapeutische Hilfen nicht mehr aus, z. B. auch suggestive Verfahren wie die Hypnose, ist der Einsatz von Psychopharmaka zu erwägen, beispielsweise bei einer Erschöpfungsdepression mit Thymoleptika. Auf schmerztherapeutische Aspekte sei hier nur hingewiesen, denn diese Frage liegt im Felde des Themas der Sterbehilfe.

Dem Selbstwerterleben des Patienten gilt in dieser beginnenden letzten Lebensphase die besondere Aufmerksamkeit. So wie versucht wird, positives Selbstwertgefühl zu verstärken, so sollten selbstentwertende destruktive Tendenzen aufgefangen werden. Welche Anliegen sind dem Kranken wichtig, die er vor dem Tode noch regeln möchte? Mit Beginn der Terminalphase wird die psychotherapeutische Begleitung zum Sterbebeistand (24, 25). Das Phänomen der „inneren Spaltung" – gleichzeitig Erkenntnis von Todesnähe und Glaube zu überleben – hilft dem Sterbenden, Todesangst zu ertragen und die Kommunikation mit seiner Umgebung aufrechtzuerhalten.

Dazu die Worte eines 69jährigen Arztes, der unter einem fortgeschrittenen metastasierenden Bronchialkarzinom litt, 3 Tage vor seinem Tod. Draußen gewittert es: „Da werde ich jetzt also mit Pauken und Trompeten sterben" – lächelt – „wenn ich mich etwas besser fühle, fahre ich nochmals in die Berge." Wenig später – „Ich habe nie gedacht, daß Sterben so schwer ist." Schweigen, ergreift meine Hand.

Die Abhängigkeit in dieser Zeit kann nur ausgehalten werden, wenn der Kranke die Erfahrung macht, daß der Arzt innerlich präsent und verfügbar ist. Hier ist die Begegnung meist gekennzeichnet durch ein nicht isolierendes, sondern ein Schweigen im gemeinsamen Verständnis und Erdulden der Situation.

Aus der Begegnung mit einer 68jährigen Melanompatientin in deren letzten Lebenswochen – sie verstarb in der Klinik – ist mir (I. J.) eine beiläufige Bemerkung der sonst sehr schweigsamen Frau in besonderer Erinnerung geblieben: „Ich werde da oben erzählen, wie es in den letzten Tagen hier war." Sie lächelte, wies mit der Hand nach oben, wirkte fast heiter, nachdem sie zuvor viel geweint hatte und verzweifelt war. Ihre Offenheit beeindruckte mich. Das Bedürfnis, Frieden mit sich selbst und ihren Angehörigen zu schließen, wurde immer deutlicher. Sie konnte sich auf gute und tragende Erfahrungen besinnen, vor allem auf die Beziehung zu ihrer Mutter, und diese mit in ihre letzten Tage hineinnehmen. Möglicherweise stand die Wiederannäherung an die Mutter höher als das Verlusterleben des eigenen Körpers.

Die Behauptung, das Sterbe- und Todeserlebnis wie auch die Begegnung mit lebensbedrohlichen Krankheiten werde in der abendländischen Gesellschaft weitgehend verleugnet und tabuisiert, ist oft zu hören. Vielleicht sind gerade wegen dieser Tabuisierung in den vergangenen Jahren zahlreiche biographische und wissenschaftliche Publikationen zur Psychologie des unheilbar Kranken und Sterbenden (14, 22) veröffentlicht worden, z.B. das wunderbare Buch von Norbert Elias (6): „Über die Einsamkeit der Sterbenden in unseren Tagen" oder die Beiträge von Kautzky (12) und anderen (17, 18).

Dem zugrunde liegen könnte der Wunsch, den eigenen Sterbeprozeß durch einen kreativen Akt zu übersteigen, um auf diese Weise eigene bewältigte Sterblichkeit zu erleben und so zu überleben (8, 19).

Es bleibt offen, ob unsere Auseinandersetzungen mit dieser Thematik und auch diese Überlegungen zur psychotherapeutischen Aufgabe des Arztes einen solchen Versuch darstellen.

Literatur

1. Ansohn E (1969) Die Wahrheit am Krankenbett. 2. Aufl. Pustet, München
2. Besel K (1989) Heilung und Tröstung. Z Allg Med 65:25–28
3. Bron B (1987) Angst und Depression bei unheilbar Kranken und Sterbenden. Dtsch med Wschr 112:148–154
4. Buchborn E (1981) Die ärztliche Aufklärung bei infauster Prognose. Internist 22:162–170
5. Derogatis KR et al. (1983) The prevalence of psychiatric disorders among cancer patients. J amer med Ass 249:751–757
6. Elias N (1983) Über die Einsamkeit des Sterbenden in unseren Tagen. Suhrkamp, Frankfurt/Main
7. Feiereis H (1992) Der schmerzende Dialog oder Vom heillosen Sprechen. In: Feiereis H, Saller R (Hrsg) 3 heiße Eisen. Marseille, München
8. Frisch M (1985) Der Arzt und der Tod – der Patient und der Tod. Frankf Allg Z 5. 1.
9. Glaser BG, Strauss A (1974) Interaktion mit Sterbenden. Vandenhoeck & Ruprecht, Göttingen
10. Hoff F (1969) Der Arzt und die Wahrheit. Dtsch med J 20:43–49
11. Hoff F (1976) Der Krebskranke, der Arzt und die Wahrheit. Therapiewoche 26:6033–6039
12. Kautzky R (Hrsg) (1976) Sterben im Krankenhaus. 2. Aufl, Herder, Freiburg
13. Köhle K, Raspe A (1982) Das Gespräch während der ärztlichen Visite. Urban & Schwarzenberg, München
14. König U (1973) Psychologische Probleme bei der Betreuung von Krebspatienten. Schweiz med Wschr 103:1262–1265
15. Larbig W (1976) Information und Aufklärung unheilbar Kranker. Med Welt 27:1871–1877
16. Mangold W (1985) Diagnosevermittlung beim chronisch und unheilbar Kranken. Münch med Wschr 127:1079–1081
17. Mayer-Scheu J (1980) Seelsorge im Krankenhaus. 2. Aufl, Gründewald, Mainz
18. Mayer-Scheu J, Kautzky R (Hrsg) (1979) Vom Behandeln zum Heilen. Herder, Wien
19. Meerwein F (1981) Einführung in die Psychoonkologie. Huber, Bern

20. Meyer JE (1982) Todesangst und Todesbewußtsein der Gegenwart. 2. Aufl, Springer, Berlin Heidelberg New York
21. Rahner K (1966) Schriften zur Theologie. Bd VII, Benzinger, Einsiedeln
22. Reiter J (1985) Begleitung unheilbarer Kranker und Sterbender in der Praxis. Münch med Wschr 127:1085–1089
23. Schopenhauer H (1947–1961) Sämtl. Werke. 2. Aufl, Brockhaus, Wiesbaden
24. Schrömbgens HA (1974) Therapie des Unheilbaren und Sterbenden. Therapiewoche 24:5243–5246
25. Schrömbgens HA (1987) Die hausärztliche Betreuung des Unheilbaren und Sterbenden. Zschr Allgemeinmed 63:363–367
26. Verres R (1986) Krebs und Angst. Springer, Berlin Heidelberg New York Tokyo
27. Wortmann CB, Dunkel-Schatter C (1979) Interpersonal relationships and cancer: a theoretical analysis. J Soc Issues 35:120–155

Das Gespräch mit depressiven und suizidalen Patienten

C. REIMER

Sehr viele Menschen haben im Laufe ihres Lebens eine, häufig aber mehrere depressive Krisen, die von Gefühlen der Leere, Sinnlosigkeit, Verzweiflung bis hin zu Selbstmordabsichten oder -plänen begleitet sein können. Solche Verstimmungen werden häufig ausgelöst durch Enttäuschungen, Kränkungen oder Mißerfolge im beruflichen und/oder privaten Bereich. Sie können aber ebensosehr psychische Begleitreaktionen diverser körperlicher bzw. psychosomatischer Krankheiten sein. Diese Dimension des Leidens läßt sich meist schon sehen oder ahnen, wenn der Arzt seinen Patienten intensiv anschaut und auch seinen Ausdruck – nicht nur seine schmerzende „Stelle" – anspricht. Dieses offene Ansprechen depressiver Gefühle wird offensichtlich von vielen Ärzten gern vermieden, selbst wenn sie diese Gefühle registriert haben. Mögliche Gründe dafür können sein:

- die Angst des Arztes, durch Ansprechen die Depression noch zu verstärken;
- zu rasch den Patienten auf die somatische Schiene bringen zu wollen, um ihn von seinen Gefühlen „abzulenken";
- eine Berührung mit möglicher eigener Depressivität zu vermeiden;
- den Patienten möglichst rasch mit verharmlosenden Äußerungen trösten zu wollen.

Läßt man sich von depressiven und suizidalen Patienten einmal genau schildern, wie das Gespräch mit ihren Primärbehandlern verlaufen ist, kann man sich des Eindrucks nicht erwehren, daß depressive Gefühle für viele Kollegen offenbar mit Schwäche assoziiert und daher stillschweigend übergangen werden. Der depressive Patient macht dadurch die Erfahrung, daß er in seiner Krise alleingelassen wird und daß es auch besser ist, über solche „Schwächen" erst gar nicht zu sprechen, so wie es sich unter Umständen auch schon in seiner Vergangenheit „bewährt" hat (verdrängen statt aussprechen). Der Arzt, der sich so verhält, vergibt die Chance, zu seinem Patienten über das offene Ansprechen solcher Gefühle eine Vertrauensbasis und eine Bindung zu schaffen, die häufig auch antisuizidal wirken kann.

Schwieriger ist das Gespräch sicher mit den Patienten, die nicht prima vista depressiv sind. Vielen dieser Patienten ist zudem ihre eigene Depressivität und Suizidgefährdung auch verborgen, und sie bringen statt dessen diverse somatisch erlebte Klagen vor, wie wir das z. B. von den Patienten mit sogenannten „larvierten" oder auch somatisierten endogenen Depressionen kennen. Die Kunst des Arztes besteht hierbei darin, nach Ausschluß einer möglichen Somatogenese der Beschwerden die Klage seines Patienten zu „übersetzen". Dies geschieht durch Hinterfragen der vordergründig somatischen Beschwerden, wie das folgende Beispiel belegt:

Eine 54jährige Frau kommt mit Kopfschmerzen, Durchschlafstörungen und Obstipation und gelegentlichen Tachykardien in die Sprechstunde ihres Hausarztes. Sie leidet seit 1½ Jahren unter diesen Symptomen und ist in ihrer deutlichen Klage sehr an sie fixiert. Diverse organische Untersuchungen haben keine auffälligen Befunde erbracht, worüber die Patientin bisher sehr enttäuscht war. Schließlich überweist der Hausarzt die Patientin, offensichtlich resigniert, zum Nervenarzt mit der Diagnose: „Larvierte Depression". Im ersten Gespräch mit der Patientin frage ich sie nach dem Beginn ihrer Beschwerden: „Als die Beschwerden begannen, gab es da irgend ein wichtiges Erlebnis oder Ereignis in Ihrem Leben?" Ich bemerke, daß die Patientin unvermittelt Tränen in die Augen bekommt und dann erzählt, was vorher gar nicht zur Sprache gekommen war, daß ihr Mann sich kurz vor Symptombeginn einer jüngeren Frau zugewandt hatte, die er „begehre", wie die Patientin sagt. Er sei viel bei ihr und seltener zu Hause, führe ein „Doppelleben" und könne sich nicht für eine Frau entscheiden. Seitdem lebt die Patientin in ständiger Trennungsangst! Vor diesem Hintergrund nahmen auch die beklagten Beschwerden kontinuierlich zu. Ein Frauenarzt vermutete ein Postmenopausensyndrom und verschrieb Hormone, die aber die Beschwerden der Patientin nicht bessern konnten.

Nach Ansprechen der Partnerproblematik und dem zeitlichen Zusammenhang mit dem Beschwerdebeginn konnte die Patientin weinen und Gefühle von Verzweiflung, Hilflosigkeit, aber auch Enttäuschung und Wut auf ihren Mann spüren und im Gespräch auch benennen. Parallel dazu bildeten sich eindrucksvoll die Kopfschmerzen und Tachykardien zurück.

Dieses Beispiel weist auf einen wichtigen Punkt hin, der im Gespräch mit depressiven Patienten bedacht und angesprochen werden sollte, nämlich die Frage nach den Gründen bzw. den auslösenden Faktoren für die depressive Verstimmung. Solche Gründe sind zwar manchmal trotz intensiver Suche nicht zu eruieren (z. B. bei manchen endogenen Depressionen), spielen aber bei den zahlenmäßig häufigeren reaktiven

Depressionen bzw. depressiven Entwicklungen eine entscheidende Rolle.

Die wichtigsten Auslöser für Depressivität und Suizidaliät, die der Arzt kennen und nach denen er fragen muß, sind Trennungs- und Verlusterlebnisse von nahestehenden Bezugspersonen. Dabei geht es nicht immer um Todesfälle oder endgültige Trennungen, sondern häufig auch nur um Drohungen mit Trennung, z. B. während eines Streites zwischen einem Paar. Diese sehr sensible Reaktion auf Trennung hat häufig eine besondere Vorgeschichte: Depressive haben oft schon in ihrer Kindheit entsprechende Erfahrungen gemacht, z. B. bei Streit oder auch Trennung der Eltern („broken home"). Im späteren Leben kommt es bei ähnlichen Erlebnissen dann zu depressiven Reaktionen und häufig auch zu Suizidalität, meist in Form von Suizidgedanken oder -versuchen.

Suizidale Menschen verunsichern nicht nur ihre persönliche Umgebung, sondern auch Ärzte, die Probleme mit der Einschätzung der Suizidgefahr haben. Hierzu gibt es keine Patentrezepte, aber die dringende Empfehlung, alle offen oder latent depressiven Patienten auf Suizidalität *direkt* anzusprechen. Konkret bedeutet das, daß der Arzt nach Gedanken der Sinnlosigkeit des Lebens und Selbstmordwünschen fragen muß, zumal das Suizidrisiko bei Depressiven aller Arten hoch ist. Ängste, damit „schlafende Hunde" zu wecken und die Patienten durch solche Fragen auf die Möglichkeit des Suizids erst aufmerksam zu machen, sind in aller Regel unbegründet. Im Gegenteil: Depressive, suizidgefährdete Menschen reagieren oft mit Entlastung, wenn sie endlich einmal mit einem vertrauensvollen Gegenüber über ihre Verzweiflung und quälenden Selbstmordgedanken sprechen können.

Wenn Patienten allerdings so extrem eingeengt sind, daß sie auch im Gespräch keine andere Lösungsmöglichkeit für ihre Krise mehr sehen als Suizid, muß eine Überweisung zum Nervenarzt bzw. eine Einweisung in eine psychiatrische Fachklinik vorgenommen werden, unter Umständen sogar als Zwangseinweisung nach dem jeweils geltenden Unterbringungsgesetz. – Suizidalität gilt als die „Crux" in der Behandlung von depressiven Patienten und ist es in gewisser Weise auch, aber gerade des häufige Ansprechen von Suizidalität kann diese Situation entschärfen.

Im Umgang mit selbstmordgefährdeten Patienten kommt es häufig zu einem eigentümlich emotionalen Klima zwischen Arzt und Patient, das offensichtlich nicht unwesentlich von bestimmten Einstellungen und Vorurteilen des Arztes geprägt ist. Manche Kollegen lassen sich bei Patienten nach Selbstmordversuch zu Kommentaren hinreißen, wie

z. B.: „Mit *der* Zahl an Tabletten kann man sich nicht umbringen" oder „Strick ist immer noch die sicherste Methode". Ich möchte darum abschließend zu vermeidbaren Fehlern im Umgang mit Suizidpatienten Stellung nehmen:

1. Der Arzt sollte versuchen, Suizidpatienten *nicht* danach zu unterscheiden, ob ihr Suizidversuch ernstgemeint oder eher demonstrativ war. Daß suizidale Menschen mit ihrem Suizidversuch einen starken Appell an ihre persönliche Umwelt richten wollen, ist bekannt. Ebenso weiß man auch, daß die Selbstmordabsicht häufig sehr ambivalent ist, und daß neben lebenszerstörenden auch starke lebenserhaltende Motive in die Selbstmordhandlung mit eingehen. Der Arzt sollte sich daher angewöhnen, nicht nach der klinischen Schwere eines Selbstmordversuches auf dessen sogenannte Ernsthaftigkeit schließen zu wollen. Bei solchen Klassifikationsversuchen besteht die Gefahr, daß Patienten, die ihren Selbstmordversuch nicht schwer genug angelegt haben, auch nicht ernstgenommen werden.

2. Patienten nach Selbstmordversuchen sind in den Nachkontakten häufig abweisend oder stark bagatellisierend. Dies sollte nicht zu der Annahme verleiten, daß die suizidale Krise bewältigt sei. Ein Teil dieser Abwehr der Patienten kann auch aus ihren Erfahrungen mit Kränkungen während der ärztlichen Versorgung nach dem Suizidversuch zusammenhängen. Hier sollte in der Nachbetreuung versucht werden, die Sprache noch einmal auf die Auslöser für die Suizidhandlung zu bringen und zu besprechen, ob der Patient ähnliche Krisen nicht konstruktiver bewältigen kann, indem er sich z. B. frühzeitiger an eine Vertrauensperson wendet.

3. Eine einseitige und von daher falsche theoretische Vorstellung ist es, in Suizidhandlungen nur den Ausdruck einer Aggressionsproblematik der entsprechenden Menschen zu sehen. Sicher haben suizidgefährdete Menschen auch Aggressionsprobleme, häufiger stehen diese aber im Zusammenhang mit einer Selbstwertproblematik. Im therapeutischen Umgang mit Suizidpatienten hat es sich bewährt, nicht primär die Aggressionsproblematik, sondern die Selbstwertproblematik anzusprechen. Zudem kann der Hinweis auf die Aggressionen des Patienten bei entsprechend aggressiv Gehemmten noch zusätzlich Schuldgefühle wecken.

4. Sogenannte „Non-Suizid-Verträge", bei denen der Arzt sich in die Hand versprechen läßt, daß der Patient sich während der Behandlung nicht umbringen werde, sind sehr problematisch. Sensible Patienten

können sehr leicht spüren, daß es bei dieser Art von Verträgen dem Arzt mehr um sich selbst als um sie geht. Häufig ist ja auch die Suizidalität der einzige Freiraum, den Patienten überhaupt noch haben. Ich sage solchen Patienten oft: „Ich kann sicher nicht verhindern, daß Sie sich umbringen, aber wir können über die Gründe sprechen, warum Sie das vorhaben."

5. Eine zu rasche Suche nach positiven Veränderungsmöglichkeiten seitens des Arztes kann die Abwehrtendenzen der Patienten noch verstärken. Damit ist die Chance, in der Nähe einer Krise nach den Gründen zu suchen und adäquatere Bewältigungsmöglichkeiten zu besprechen, vertan.

Depressive und selbstmordgefährdete Menschen sind sicher eine Problemklientel in der Praxis z.B. des Allgemeinmediziners oder Internisten. Eine rasche Überweisung zum Nervenarzt wird aber bei einer ganzen Reihe dieser Patienten nicht notwendig sein, wenn der Arzt sich entschließen kann, die entsprechenden Gefühle und Nöte dieser Patienten an sich heranzulassen und mitzutragen. Insofern hat auch die allgemeinärztliche Praxis eine wichtige suizidprophylaktische Funktion.

Literatur

Pöldinger W (1983) Zehn mögliche Fehler im Umgang mit suizidalen und depressiven Patienten. Krankenpflege 76/6:59–62

Pöldinger W, Reimer C (Hrsg) (1993) Depressionen – Therapiekonzepte im Vergleich. Springer, Berlin Heidelberg New York Tokyo

Pohlmeier H (1982) Die Angst zwischen Arzt und Patient bei Depression und Selbstmord. In: Helmchen H, Linden M, Rüger U (Hrsg) Psychotherapie in der Psychiatrie. Springer, Berlin Heidelberg New York, S 195–198

Quint H (1984) Wege des psychotherapeutischen Zugangs zum depressiven Patienten. Psycho 10:715–728

Reimer C (1982) Einstellungen von Ärzten zum Suizid. in: Helmchen H, Linden M, Rüger U (Hrsg) Psychotherapie in der Psychiatrie. Springer, Berlin Heidelberg New York, S 188–194

Reimer C, Arentewicz G (1993) Kurzpsychotherapie nach Suizidversuch – Ein Leitfaden für die Praxis. Springer, Berlin Heidelberg New York

Zum Umgang mit süchtigen Patienten

C. REIMER

Durch zunehmenden Alkohol- (aber auch Medikamenten- und Drogen-) Konsum und die daraus resultierenden Abhängigkeiten und deren Folgekrankheiten werden in immer stärkerem Ausmaß auch niedergelassene Ärzte, vor allem Allgemeinmediziner, Internisten und Nervenärzte, mit entsprechenden Patienten konfrontiert. Schwierigkeiten bei der Behandlung z. B. von Alkoholkranken – die folgenden Ausführungen beziehen sich überwiegend auf Alkoholismus – werden im Zuge dieser Entwicklung deutlicher, und die Eigenarten der Beziehung zwischen Süchtigem und Arzt werden dadurch relevanter.

Die Arzt-Alkoholiker-Beziehung

Verschiedene Umfragen unter Ärzten haben gezeigt, daß Alkoholismus zu den unbeliebtesten Krankheiten zählt (Reimer u. Freisfeld 1984). „Süchtiger und Arzt gehen sich gegenseitig aus dem Weg", und Alkoholiker gelten als die „undankbarsten Patienten überhaupt"; die den Ärzten „aufgedrängte" Behandlung wird als „fruchtloses Bemühen am untauglichen Objekt" angesehen (Schulte 1967, S. 533f.). Viele Ärzte gestehen ihren Alkoholikerpatienten nur zögernd die Rolle des „Kranken" zu, solange die daraus entstehenden Pflichten, wie z. B. Kooperation, von diesen nicht akzeptiert werden. Gerade diese schlechte Kooperation wird als die Hauptschwierigkeit im Umgang mit Alkoholkranken angesehen.

Die Arzt-Alkoholiker-Beziehung ist aus diesen und anderen Gründen (z. B. hohe Erwartungen des Patienten an den Arzt bei gleichzeitiger eigener Passivität; Neigung zum Bagatellisieren oder Leugnen der Suchtrealität) besonders anfällig für Affekte, auch von seiten des Arztes. So kann z. B. die Frustration und Mißachtung der Autorität des Arztes leicht zu Kränkungen führen, die der Patient dann auch zu spüren bekommt. Dafür sei hier ein kurzes, wenn auch sehr drastisches Beispiel genannt:

Ein 45jähriger Mann wurde im Rahmen des Psychiatrischen Praktikums für Studenten über seine Entwicklung zum Alkoholiker befragt. Dabei kam auch die Sprache auf Behandlungsversuche. Er berichtete dazu u. a., daß er lange einen Hausarzt gehabt habe, der früher selbst getrunken haben solle, wie er vom Hörensagen wisse. Dieser Arzt habe ihn mehrfach in ein Landeskrankenhaus zur Entwöhnung geschickt und ihm ambulant auch immer wieder Distraneurin verschrieben. Einmal sei er zu ihm in die Praxis gekommen, nachdem er aus Ärger über seine Ehefrau etwas getrunken hatte; zuvor sei er aber einige Monate „trocken" gewesen, was auch seinem Hausarzt bekannt gewesen sei. Als dieser seine Fahne gerochen habe, habe er wörtlich zu ihm gesagt: „Du hast ja schon wieder getrunken! Weißt Du was: Nimm' Dir mal einen dicken Strick und häng' Dich auf!" – Der Patient war sehr wütend darüber und wechselte danach den Arzt, nachdem er 15 Jahre lang bei ihm in Behandlung gewesen war. Vor den Studenten meinte der Patient, eigentlich müsse ein Arzt doch wissen, daß man als Alkoholiker rückfällig werden könne.

Dieses Beispiel führt zu zwei weiteren Punkten:

Wissen der Ärzte über Alkoholismus

Der im ärztlichen Umgang mit Alkoholabhängigen oft festzustellende „therapeutische Nihilismus" ist häufig Folge der Unkenntnis vorhandener therapeutischer Möglichkeiten und der daraus folgenden Stärkung der Ansicht, daß die Prognose als absolut ungünstig angesehen werden muß (Feuerlein 1979). Dieses mangelhafte Wissen führt dazu, daß Alkoholiker moralisch be- bzw. entwertet werden („schlechte Angewohnheit", „Charakterschwäche", „Halt- bzw. Willenlosigkeit", „Disziplinlosigkeit"). Die dadurch in die Arzt-Patient-Beziehung eingehenden offenen oder latenten Vorwürfe tragen der Tatsache nicht Rechnung, daß die bekannte „Ich-Schwäche" bei Süchtigen das führende Krankheitssymptom ist, das sich weder durch moralische Appelle, noch durch Ärger oder Verachtung beeinflussen läßt. Jeder niedergelassene Arzt, der entsprechende Patienten in seiner Klientel hat, sollte Fortbildungsmöglichkeiten über Suchterkrankungen, wie sie heute vielfach angeboten werden, nutzen, denn die Einstellungen gegenüber Alkoholismus werden mit Zuwachs an Wissen signifikant positiver, was in erster Linie der Arzt-Patient-Beziehung der Suchtkranken dient.

Suchtgefährdung unter Ärzten

Das zitierte Beispiel zeigt auch einen suchtgefährdeten Arzt. Zahlreiche Untersuchungen über die psychiatrische Morbidität – und insbesondere die Alkoholmortalität – unter Ärzten haben ein hohes Suchtpotential festgestellt. Vielleicht ist dies ein Grund für die Verleugnungs- und Bagatellisierungstendenzen bei Ärzten gegenüber Suchtpatienten. Entsprechend neigen Ärzte auch dazu, Alkoholabhängigkeit (insbesondere auch bei Kollegen) zu ignorieren. Einige Autoren vermuten, daß Ärzte viele Alkoholiker als solche gar nicht identifizieren oder aber zumindest die Alkoholproblematik nicht offen ansprechen, sondern stillschweigend die körperlichen Folgeschäden behandeln. Das führt nach Rader (1975) zu einem „paradoxen Therapiebündnis", das den Krankheitsprozeß des Alkoholkranken auf seinem fatalen Weg fortschreiten läßt.

Konsequenzen für den Umgang mit Süchtigen

Für Gespräche und den Umgang mit suchtgefährdeten oder schon manifest süchtigen Patienten sollte man folgendes bedenken:

1. Sucht ist eine Krankheit und sollte als solche akzeptiert werden. Die bekannte strukturelle Ich-Schwäche von Abhängigen sollte nicht bewertet bzw. vorgehalten werden, sondern als zentrales Symptom der Krankheit „Abhängigkeit" akzeptiert werden.
2. Rückfälle in Suchtverhalten sind häufig und sollten nicht zu Entmutigung, Enttäuschung oder gar Ärgerreaktionen führen. Es ist für den Arzt sicher hilfreich, wenn er von vornherein mit Rückfällen in der Behandlung rechnet und seinen Patienten darauf hinweist, daß solche Rückfälle vorkommen können, aber nicht zur Resignation oder gar zum Abbruch der Behandlung verleiten sollten.
3. Es ist auch wenig sinnvoll, Abhängige mit erheblichen Bagatellisierungstendenzen anhand medizinischer Parameter (z.B. Leberwerte) massiv mit der Schwere ihrer Sucht zu konfrontieren. Das kann leicht in den Versuch ausarten, Patienten wie Verbrecher zu „überführen". Wenn bei abhängigen Menschen keine ausreichende Motivation vorhanden ist, „trocken" bzw. abstinent zu werden, helfen auch keine medizinisch begründbaren Vorhaltungen. Viele Süchtige können sich ohnehin nur unter akutem psychosozialen Druck (z.B. drohende Scheidung oder erfolgte Kündigung) zu einem Abstinenzversuch

entschließen, der oft auch noch ambivalent genug ist. Ebensowenig kann man ja auch agierende Neurotiker ohne Krankheitseinsicht motivieren, sich einer analytischen Psychotherapie zu unterziehen.

4. Trotz dieser schwierigen Prognose sollte der Arzt in jedem Fall den Versuch einer sachlichen Aufklärung über die Folgen der Sucht unternehmen, indem er seinen Patienten hinweist auf:
   - die körperlichen und seelischen Langzeitfolgen von Sucht,
   - den häufig damit einhergehenden sozialen Abstieg,
   - Möglichkeiten der Behandlung (stationäre Entziehung, stationäre Entwöhnungsbehandlung in Fachkrankenhäusern oder speziellen Krankenhausabteilungen),
   - Möglichkeiten der langfristigen Rehabilitation unter Einschluß der Angehörigen (z. B. in Selbsthilfegruppen wie den Anonymen Alkoholikern, Guttemplern u. a. m.).

5. Fatalismus im ärztlichen Denken und Handeln sollte gegenüber Süchtigen unter allen Umständen vermieden werden, selbst wenn die Prognose aufgrund der bisherigen Suchtentwicklung sehr ungünstig erscheint. Es ist dabei auch zu bedenken, daß Süchtige die größte Risikogruppe bezüglich Selbstmordgefährdung darstellen. Auch aus diesem Grund sollte der Arzt bei abhängigen Patienten eine Suizidanamnese erheben! Häufig wird das vergessen, z. B. aus Ärger oder aus Ekel über den Zustand des Süchtigen.

6. Der Erwerb von mehr Wissen über Suchtgefährdung kann die Arzt-Patient-Beziehung bei Sucht versachlichen und entspannen. Entsprechende Fortbildungsangebote sollten genutzt werden, zumal auch die sozialmedizinischen Folgen der Sucht in ihrer Bedeutung eher zunehmen werden.

Literatur

Feuerlein W (1972) Behandlung der Alkoholiker in der ärztlichen Praxis. Soc Psychiatry 7:36–46

Rader WC (1975) The paradoxical therapeutic alliance between physicians and alcoholics. Md State Med J 24:78–80

Reimer R, Freisfeld A (1984) Einstellungen und emotionale Reaktionen von Ärzten gegenüber Alkoholikern. Ther W 34:3514–3520

Schulte W (1967) Über den Zugang zum Süchtigen. Schweiz Med Wschr 97: 533–537

Lebenskrisen und Hilfsmöglichkeiten

C. REIMER

Jeder Mensch erlebt im Laufe seines Lebens persönliche Krisensituationen, mit denen er sich auseinandersetzen muß. Insofern gehören Krisen zum Leben und sind nicht a priori mit Krankheit verknüpft. Viele Menschen in Krisen werden auch ihre Ärzte, primär die ihnen vertrauten Hausärzte, aufsuchen, um sich beraten und helfen zu lassen. Die Ärzte müssen also zum einen etwas über Krisen, insbesondere Lebenskrisen, wissen. Zum anderen sollten sie sich mit den Prinzipien und Techniken der Krisenintervention vertraut machen, um angemessen helfen zu können. Dieser Beitrag versucht, etwas von diesem Wissen zu vermitteln.

Krisen: Definitionen, Symptomatik, Stadien, Verlauf

Caplan (1961) hat eine Definition des Begriffes „Krise" gegeben, aus der ersichtlich wird, daß der Betroffene sich in einem Konflikt befindet, der darin besteht, daß er ein wichtiges Lebensziel nicht erreichen kann und über diese Behinderung zumindest vorübergehend auch mit eigenen Lösungsmöglichkeiten nicht hinwegkommt (Box 1).

Andere Autoren, die versucht haben zu definieren, was eine Krise ist, weisen vor allem auf *akute Belastungen* hin, die für den Betroffenen die Grenze seiner Belastungsfähigkeit überschreiten oder zu überschreiten drohen. Danach kommt es zur Symptombildung, wenn die verfügbaren

---

Krise: Definition (Nach Caplan, 1961)

Eine Krise entsteht, wenn ein Mensch sich auf dem Weg zu wichtigen Lebenszielen einem Hindernis gegenübersieht, das er im Augenblick mit seinen üblichen Problemlösungsmethoden nicht bewältigen kann.

Box 1

Krisen-Symptome

Spannungsanstieg, zunehmender innerer Druck

Zustand der Verletzlichkeit

Spannungshöhepunkt:

akute Krise
(Angst, Unruhe, Depressivität, Trauer, Protest/Wut, Suizidalität,
Schlafstörungen, Somatisierungen)

Box 2

Abwehrmechanismen nicht ausreichen. Wieder andere Autoren weisen darauf hin, daß die Entwicklung einer Krise auch im Zusammenhang mit einer psychischen Störung bzw. Krankheit stehen kann.

Woran macht sich für den Betroffenen, aber auch für den Helfer, eine Krise bemerkbar, welche Krisensymptome gibt es (Box 2)? Zunächst kommt es in Krisen zu einem Spannungsanstieg im Sinne eines zunehmenden inneren Drucks. Der Betroffene befindet sich außerdem in einem Zustand erhöhter Verletzlichkeit und Verunsicherbarkeit. Schließlich kommt es im Bild der akuten Krise zu verschiedenen Symptomen wie z.B. Angst, Unruhe, Depressivität, Suizidalität, Schlafstörungen, Trauer und verschiedenen Somatisierungen.

Es ist üblich, „*Lebensänderungskrisen*", die durch bestimmte Ereignisse wie etwa Heirat, Berentung oder Verlassen des Elternhauses ausgelöst werden, von „*traumatischen*" *Krisen* zu unterscheiden, die durch plötzliche einschneidende Ereignisse wie z.B. Verluste/Todesfälle, Konfrontation mit einer schweren Erkrankung oder Bedrohung der sozialen Identität und Sicherheit auftreten können.

In Box 3 sind in Anlehnung an Cullberg (1978) die Stadien aufgeführt, in denen traumatische Krisen in der Regel ablaufen. Auf das traumatische Ereignis wird zunächst schockartig reagiert, danach kommt es zu verschiedenen Reaktionen wie z.B. Angst/Panik, Flucht, Depressivität, dann nach einem nicht genau festzulegenden zeitlichen Abstand zu einem Bearbeitungsversuch, in dem der Betroffene sich mit den Krisenanlässen auseinandersetzt, und schließlich zu einer Neuorientierung und damit zu einer Distanzierung von der Krise.

Komplikationen bei traumatischen Krisen können sein: Krankheiten, Suchtverhalten, Suizidalität, aber auch Chronifizierung, nämlich dann,

Krisen-Stadien (traumatische Krisen) (Nach Cullberg, 1978)

> Schock
> Reaktion
> Bearbeitung
> Neuorientierung

Komplikationen:
- Krankheiten
- Suchtverhalten
- Suizidales Verhalten
- Chronifizierung

Box 3

wenn der Betroffene keine Möglichkeiten hat, die traumatische Krise zu überwinden. Dies wird besonders für Personen zu gelten haben, die keine adäquate Hilfsmöglichkeit haben und die sozial sehr vereinsamt sind.

Die Krisenstadien in den Veränderungskrisen laufen nach Caplan (1964) wie folgt ab: Es kommt zunächst zu einer Konfrontation mit der Situation der Veränderung im jeweiligen Lebensabschnitt des Betroffenen. Angesichts dieser Veränderung kann es zu Gefühlen von Versagen kommen. Schließlich werden noch einmal alle Energien mobilisiert, um mit der Situation doch noch fertigwerden zu können, und es kommt, wenn das nicht gelingt, zum Vollbild der Krise. Auch bei den Veränderungskrisen gibt es bestimmte Ausgänge bzw. Komplikationen. Die bestmögliche Form ist die Bewältigung. Es kann aber auch zu Rückzug/Resignation und auch hier zur Chronifizierung kommen (Box 4).

Krisen-Stadien (Veränderungskrisen) (Nach Caplan, 1964)

> Konfrontation
> Versagen
> Mobilisierung
> Vollbild der Krise

Ausgänge:
- Bewältigung
- Rückzug/Resignation
- Chronifizierung

Box 4

Krisen-Typologie

Typische traumatische Krisen (Box 5) ergeben sich sehr häufig durch
Verluste, aber auch durch die Konfrontation mit schweren Erkrankungen sowohl bei dem Betroffenen oder auch bei Personen seiner unmittelbaren sozialen Umgebung. Ferner auch bei Bedrohung von Existenzsicherheit und sozialer Identität und bei plötzlichen Beziehungsbedrohungen, z. B. durch Untreue oder Verlassenwerden.
Typische Lebensänderungskrisen (Box 6) können sich entwickeln beim
Verlassen des Elternhauses, bei Heirat bzw. häufiger bei Trennung und
Scheidung sowie Berentung und vor allem bei Vereinsamung – angesichts eines zunehmenden Anteils alter Menschen sicher ein in Zukunft
noch bedeutsameres Problem, als es das jetzt bereits schon ist.

Typische traumatische Krisen

- Todesfälle/Verluste
- Akute schwere Erkrankung
- Bedrohung von
  - Existenz
  - Sicherheit
  - sozialer Identität
- Plötzliche Beziehungsbedrohungen (Untreue, Verlassenwerden)

Box 5

Typische Lebensänderungskrisen

- Verlassen des Elternhauses
- Heirat/Scheidung
- Berentung
- Vereinsamung

Box 6

Wer ist besonders krisenanfällig?

Risikogruppen: Psychotiker
Süchtige
Neurotiker (Depressive)
Suizidale
Dissoziale
Opfer
Arbeitslose

Box 7

Risikogruppen

In Box 7 ist dargestellt, welche Menschen als besonders krisenanfällig zu gelten haben. Hierzu zählen Menschen mit gravierenden psychischen Störungen wie z. B. Psychosen, aber auch Menschen mit Sucht und mit Neurosen. Ferner Menschen, die suizidgefährdet sind (aktuell oder auch schon anamnestisch), die als dissozial zu gelten haben, die Opfer von Gewalttaten wurden und die arbeitslos geworden sind. Die letztere Gruppe nimmt als Krisenrisikogruppe zu.

Krisen bei Patienten im Krankenhaus

Box 8 zeigt einige typische Krisensituationen, die bei Patienten im Krankenhaus auftreten können. Es finden sich immer wieder Patienten, die unangemessen erscheinende schwere Ängste vor der Narkose und/oder operativen Eingriffen haben. Ferner gibt es Krisen nach verstümmelnden Operationen (z. B. Mammaablatio bei Mammakarzinom), dann natürlich bei allen Patienten, die in suizidalen Krisen im Krankenhaus sind, entweder in der primärversorgenden Institution oder aber bereits in der Psychiatrischen Klinik. Am häufigsten sind sicher Krankheitsbewältigungskrisen, die um die Aufklärung oder auch um Operationen herum auftreten können und häufig eine psychiatrisch-psychotherapeutische Intervention erfordern.

Mögliche Krisensituationen bei Patienten im Krankenhaus

- Schwere Ängste vor Narkose und/oder Operationen
- Krisen nach verstümmelnden Operationen
- Krankheitsbewältigungskrisen
- Suizidale Krisen

Box 8

Typische Krisen

In Box 9 sind einige typische Krisen aufgeführt. Generell finden sich in Krisensituationen unabhängig vom Anlaß und unabhängig von der Art der Krise bestimmte Gefühle/Stimmungen wieder, wie z.B. Depressivität und Suizidalität, aber auch massive Störungen des Selbsterlebens und des Selbstwertes (narzißtische Krisen). Schaut man mehr auf die Krisenanlässe, finden sich am häufigsten Beziehungskrisen, dann Krankheitsbewältigungskrisen und auch altersspezifische Krisen, auf die nachher noch näher eingegangen werden soll. Auch ganze Gemeinschaften (z.B. Sekten) können in bedrohliche Krisenstimmungen geraten.

Die Stressoren der helfenden Berufe (vor allem chronische Arbeitsüberlastung) können z.B. bei Ärzten dann auch die Partnerschaften nachhaltig belasten oder zu gefährlichen Lösungsversuchen führen, um dem Streß zu entkommen bzw. ihn besser zu ertragen.

Dazu gehört z.B. der Mißbrauch von Alkohol und/oder Medikamenten. Es sei hier nur kurz angemerkt, daß die Suizidalität bei Medizinern nach einer Reihe entsprechender Untersuchungen offensichtlich gegenüber

Einige typische Krisen

- Depressive Krisen
- Narzißtische Krisen
- Suizidale Krisen
- Beziehungskrisen

- Krankheitsbewältigungskrisen
- Altersspezifische Krisen
- Kollektive Krisen

Exkurs: Krisen bei Helfern

Box 9

vergleichbaren Berufsgruppen erhöht ist. Die psychohygienischen Probleme von Medizinern sind ein Thema für sich, auf das hier nicht näher eingegangen werden kann.

Zu suizidalen Krisen sei auf das entsprechende Kapitel in diesem Buch verwiesen (C. Reimer: Das Gespräch mit depressiven und suizidalen Patienten).

Im folgenden soll näher auf Krisen im Alter eingegangen werden (Box 10).

Alterskrisen

Für viele Menschen ist das Altern selbst eine Kränkung. Dieses sicher nicht nur aus narzißtischen Gründen, sondern weil es eine Reihe von Ereignissen im Alter gibt, die zu Krisen führen können.

Dazu gehört vorrangig erst einmal der Tod des Lebenspartners als die größte Krise für den alten Menschen. Häufig kommt es zu Suizidversuchen des Überlebenden. Nach dem Verlust des Partners stellen sich zunächst diverse somatische Symptome ein, ferner Unruhe und Schlafstörungen. Häufig führt dies zu Tranquilizer-Gebrauch und -Mißbrauch. Ein Suizidversuch geschieht meist nicht unmittelbar nach dem Todesfall, sondern im Zuge des Bewältigungsstresses nach einigen Wochen, wenn die Einsamkeit immer bewußter und immer unausweichlicher wird. Natürlich wissen wir auch, daß der Tod des Lebenspartners nicht immer zu einer schweren Krise führt, sondern häufig auch, gerade wenn die Beziehung sehr problematisch war, nach einiger Zeit von Unruhe und Verwirrung zu Erleichterung und Wiederaufleben des Überleben-

---

Krisen im Alter („Das Alter als Kränkung")

Typisch:

- Tod des Partners
- andere Verluste innerhalb des sozialen Netzes
- körperliche Erkrankung mit Einschränkung oder Verlust der Autonomie und Beweglichkeit (Beispiel Demenz)
- Vereinsamung (chronische Krise!)
- Wohnungsverlust und Heimunterbringung

Box 10

den führen kann. Manche Witwen werden nach dem Tod ihres Gatten erstaunlich lebendig.

Andere Bedrohungen innerhalb des sozialen Netzes, wie etwa schwere Krankheit oder Tod von nahen Angehörigen, Freunden, Bekannten, können weitere Krisenanlässe darstellen.

Fast regelhaft führt eigene körperliche Erkrankung mit Einschränkung der Beweglichkeit zu Krisen. Die Folge solcher Einschränkungen ist u.a., daß die gewohnten Sozialbeziehungen nicht mehr selbst gestaltet werden, sondern daß man auf den Besuch der anderen angewiesen ist.

Im Alter ist nun ein Konglomerat von psychischen und organischen Faktoren typisch. An psychischen Faktoren sind es vor allem drängende und quälende Fragen wie: Wer kümmert sich um mich? Häufig rücken Ärzte an die Stelle von Bezugspersonen. Das somatisch Erscheinende wird dann häufig vorgeschoben, der Doktor soll vordergründig etwas tun gegen die somatischen Beschwerden, gemeint ist aber letztlich der Kontaktwunsch.

Vereinsamung ist für viele alte Menschen ein gravierendes Problem, das häufig in eine chronische Krise mündet. Die Therapie würde hier vorrangig darin bestehen, Beziehungsangebote zu machen, auch von seiten des Arztes, aber auch zu schauen, wie in dem vorhandenen sozialen Netz Beziehungen wieder aufgebaut oder gepflegt werden können. Ferner ist die Forderung nach Autonomie gegenüber der Regression ein wichtiges Therapiekonzept bei Krisen im Alter.

Psychische Störungen im Alter werden in der Regel von Hausärzten behandelt, da der Widerstand gegenüber Psychiatern bei alten Menschen sehr groß ist. Ferner weisen sie aufgrund von Multimorbidität häufig auch diverse körperliche Störungen auf, mit deren Behandlung Psychiater in der Regel überfordert sind. Insofern haben die Hausärzte Kompetenz, eben auch wegen der Komplexität der Beschwerdebilder. Eine isolierte psychogene Betrachtung bei alten Menschen ist nur selten indiziert.

Eine weitere Erkrankung, die häufig zu chronischen Krisen führt, stellt die Demenz dar. Die Krise beginnt, wenn ein Partner demenziell wird. Kommunikation und Beziehung werden durch diese Erkrankung schwer belastet. Der gesunde Partner muß zunehmend Pflegeaufgaben wahrnehmen. Der kranke Partner vegetiert häufig nur noch dahin, ist als Kommunikationspartner praktisch nicht mehr verfügbar. Auf Demenzen lagern sich bekanntermaßen häufig pseudodemente Reaktionsweisen auf: Der Demente gibt sich hilfsbedürftiger als er ist, als Ausdruck regressiver Bewegung auf die Wahrnehmung des Abbaus. Man könnte sagen, daß der Abbauprozeß psychogen beschleunigt wird, um ihn nicht mehr wahrnehmen zu müssen. Sicherlich ist Demenz auch eine der belastendsten Trennungssituationen. Man ist nicht mehr Partner, sondern es gibt einen Helfer und einen Hilfsbedürftigen. Einer ist die Last, der andere muß die Last tragen. Der nicht demente Partner verliert so erstens die Stütze durch den Partner und bekommt zweitens eine Belastung hinzu, was als doppelte Kränkung erlebt werden kann.

Neben der Krise der Angehörigen ist auch die Krise des Dementen beträchtlich. Zunächst einmal nimmt er in den Vorstadien seine Mängel wahr und erlebt dies bedrohlich, etwa nach dem Motto: „Ich verliere den Verstand" – eine schwer angstbesetzte Wahrnehmung. Aus dieser Angst, es nicht mehr schaffen zu können, resultieren vermehrt Anklammerungstendenzen, aber auch Kompensationsversuche, indem man nur das macht, was man noch kann und das andere wegläßt. Bei Versagen auch der wenigen Bereiche, die noch funktionsfähig sind, stellt sich häufig Depressivität, aber auch Suizidalität ein. Nicht selten geht die Depression in heimliche Wut über. Der Demente versucht, dem anderen zuwiderzuhandeln, den anderen mit seiner Pflegebedürftigkeit zu quälen. Hier sind – bei allem organischen Abbau – eine Fülle von unbewußten Reaktionen, die auch sehr viel mit narzißtischer Wut zu tun haben können, denkbar. Man zahlt es dem anderen heim, daß er besser dran ist. Verwirrtheit ermöglicht auch Ausübung von Terror, weil man für nichts mehr verantwortlich ist.

Die Angehörigen selbst sind häufig in einer Mischung aus Wut und Scham- bzw. Schuldgefühlen gefangen, weil sie einerseits den Kranken entschulden wollen, andererseits das Gefühl haben, daß er doch noch einige seiner Verhaltensweisen steuern kann. Häufig werden auch die Patienten für dementer gehalten, als sie eigentlich sind. So wird deutlich, daß den Verlauf der Erkrankung neben rein organischen Faktoren auch viele Übertragungs- und Gegenübertragungsmechanismen beeinflussen können.

Weitere Krisen entstehen durch Ruhestand bzw. Berentung, und zwar nicht selten durch die damit verbundenen Veränderungen der Partnerdynamik in dem Sinne, daß sich die über Jahre oder Jahrzehnte lang eingespielte Nähe-Distanz-Balance verändert. Nicht selten suchen deshalb offensichtlich besonders Männer nach der Berentung oder Pensionierung neue Aufgaben, um diesen Krisen auszuweichen. Mediziner sind ein gutes Beispiel dafür.

Weitere Krisen ergeben sich nicht nur, wenn einer von zweien oder beide im Alter schwerkrank werden, sondern auch durch die insgesamt reduzierte Zeitperspektive und die Erwartung des Todes. Bekannte Verarbeitungsmuster auf diese Perspektiven sind depressive Reaktionen, auch Suizidversuche.

Einen weiteren Krisenanlaß stellt der Wohnungsverlust dar. Manche alte Menschen, die sich immer mehr zurückgezogen haben, verwahrlosen in ihren Wohnungen. Eines Tages kommt der Punkt, an dem es in der Wohnung nicht mehr geht. Das Eindringen in die Privatsphäre wird dann als äußerst bedrohlich erlebt. Die Patienten wollen nach Verlegung in ein Krankenhaus oder Heim zurück in ihre Wohnung. Es kommt zu aggressiven Stimmungen und Handlungen, da Autonomieverlust und Abhängigkeit als sehr bedrohlich erlebt werden. Bei Autonomieverlust nimmt die Angst immer zu. Viele und nicht nur alte Menschen sorgen ja bekanntlich für den Fall eines Autonomieverlustes vor. Die Mitgliedschaften in Freitodgesellschaften sind ein Beispiel dafür. Manche horten Tabletten. Hintergrund ist der Wunsch, bei klarem Verstand zu bleiben bzw. sterben zu wollen, wenn das nicht mehr gewährleistet ist. Autonomieverlust scheint auch sozialstatusabhängig zu sein: In höheren sozialen Schichten ist die Angst größer. Häufig waren Angehörige dieser Schichten lebensgeschichtlich auch autonomer als Angehörige der Unterschicht. Sozialer Makel wird von ihnen noch mehr gefürchtet, ganz besonders dann die Einweisung in die Psychiatrie.

Die Kombination von Abhängigkeitserleben, Multimorbidität, Vereinsamung und fehlenden Perspektiven angesichts des zu erwartenden Todes kann sowohl zu akuten als auch zu chronischen Krisen führen. Ihre Bewältigung kann auch den Helfer hilflos machen, da das Aufzeigen positiv zu besetzender Möglichkeiten oder Alternativen real oft gar nicht mehr möglich ist. So bleiben nur Trostversuche und die Beziehung zum Helfer als Brücke, um die depressive Bilanz des Alters als Kränkung zu relativieren.

Hilfsmöglichkeiten

In Lebenskrisen, seien sie nun traumatisch oder durch Veränderungen bedingt, ist der Arzt dazu aufgerufen, Hilfestellungen zu geben. Dafür bietet sich die Krisenintervention an (Box 11). *Ziel* jeder Krisenintervention ist es, den Betroffenen und seine Umgebung dabei zu unterstützen, seine eigenen Fähigkeiten, die Krise zu bewältigen, zu entdecken. Dies wäre im Sinne einer Hilfe zur Selbsthilfe zu verstehen. Wesentliches inhaltliches Charakteristikum ist das Arbeiten an der Beziehung.

Dies betrifft diejenigen Krisensituationen, in denen Beziehungskonflikte maßgeblich sind für die Auslösung der Krise.

In jedem Fall, also auch unabhängig davon, ob eine Beziehung krisenauslösend war, muß der Arzt versuchen, dem Patienten eine Auseinandersetzung mit den Inhalten der Krise zu ermöglichen. Dazu gehört nicht nur die genaue Exploration der Umstände und des Erlebens des Patienten, sondern auch die Ermutigung, die mit der Krise und ihren Anlässen verbundenen Gefühle auszudrücken.

Für die Krisenintervention gilt ganz allgemein, daß man sich wegen der Akuität auf das *Hier* und *Jetzt* beschränken sollte. Dies bedeutet, daß lediglich die aktuelle Situation und allenfalls die in diese Situation hineinführenden Faktoren im Sinne eines Fokus zentriert gesehen und bearbeitet werden. In der Regel ist es wenig hilfreich, die gesamte Lebensgeschichte in einer Krisenintervention aufarbeiten zu wollen, weil hierdurch sowohl der Arzt wie der Patient überfordert werden. Sehr hilfreich kann es dagegen sein, die unmittelbar mitbetroffene soziale Umwelt des Patienten, so z. B. den Partner oder an der Krise beteiligte Familienmitglieder, in die Intervention mit einzubeziehen.

Welche Kriseninterventionsstrategien kann es in der ärztlichen Praxis geben (Box 12)? Zunächst einmal sollte vom Arzt in aller Deutlichkeit gesehen werden, daß *das ärztliche Gespräch* die entscheidende Basis für jede Form von Krisenintervention ist. Hierzu ist keine spezielle psychotherapeutische Vorbildung nötig, sondern lediglich die Bereitschaft des Arztes, sich auf psychosoziale Situationen und daraus möglicherweise erwachsende Krisen seines Patienten einzulassen und mit ihm

---

Krisenintervention

Ziel:
Unterstützung der eigenen Fähigkeiten des Betroffenen und seiner Umgebung, sich selbst zu helfen („Hilfe zur Selbsthilfe")

Wesentliche Charakteristika:
- Arbeiten an der Beziehung
- Auseinandersetzung mit den Inhalten der Krise
- Konzentrierung auf aktuelle Situationen („Hier und Jetzt")
- Einbeziehung der Umwelt („Konfliktpartner")

Box 11

darüber ruhig zu sprechen. Der Gesprächskontakt hat sicher etwas für den Patienten sehr Unterstützendes und Haltendes.

Natürlich gibt es auch spezielle Techniken der Krisenintervention, die erlernbar sind (z. B. auf Fortbildungsveranstaltungen). Das gleiche gilt für Kurz- und Notfallpsychotherapien, die ein bestimmtes theoretisches Konzept und daraus abgeleitet technische Konsequenzen haben, die ohne weiteres nicht in der ärztlichen Praxis anwendbar sind, sondern erlernt werden müssen.

Hilfreich ist in Krisen häufig eine *vorübergehende medikamentöse Unterstützung* (z. B. mit einem leicht sedierenden oder auch schlafanstoßenden Antidepressivum). Menschen in Krisen sind häufig auf so unterschiedliche Weise betroffen, daß eine medikamentöse Stützung und Beruhigung das ärztliche Gespräch sehr hilfreich unterstützen kann.

Schließlich ist auch die Zusammenarbeit mit anderen Helfern bzw. Institutionen der Gesundheitsversorgung gerade in Krisensituationen hilfreich, z. B. wenn sich doch gravierendere Familienkonflikte zeigen und die Überweisung an eine Beratungsstelle zur Familientherapie sinnvoll erscheint, oder aber wenn ein Suchtverhalten eines Familienmitgliedes zur Krise beim Partner geführt hat und es darum geht, eine Suchtbehandlung zu organisieren.

In Box 13 sind die technischen Aspekte der Krisenintervention noch einmal zusammengefaßt (nach Strotzka 1982). Generell gilt, daß die Hilfe bei einer aktuen Krise schnell organisiert werden muß, daß sie dem Patienten einsehbare Hilfe bringen muß, daß er vom Arzt ermutigt werden sollte, die aktuellen Gefühle, die ihn bedrängen, zu äußern und zu erleben.

Kriseninterventionsstrategien in der Praxis

- Das ärztliche Gespräch („holding function")
- Spezielle Techniken (Krisenintervention, Kurz- bzw. Notfallsychotherapie)
- Evtl. medikamentöse Unterstützung
- Zusammenarbeit mit anderen Helfern (ambulant/stationär)

Box 12

Technik der Krisenintervention

1. Sie muß sehr schnell erfolgen
2. Sie muß dem Klienten einsehbare Hilfe bringen, ohne ihn weiter regredieren zu lassen, d.h. mit anderen Worten, daß
3. eine erhebliche Ermutigung angezeigt ist, auch in bezug auf die
4. Äußerung und das Ausleben von Gefühlen
5. Das soziale Netzwerk (Verwandte, Freunde, Nachbarn, Kollegen) soll voll eingesetzt werden
6. Sie muß (poly)pragmatisch sein. Unter Umständen ist auch
7. eine Konfrontation mit verdrängten und vor allem verleugneten Inhalten notwendig
8. Kurzdauernde Medikation ist unter Aufklärung über den stützenden Charakter dieser Hilfe legitim
9. Die Zeitbegrenzung der Intervention muß dem Klienten klar sein

Box 13

Über den in der Box unter 7 genannten Punkt der Konfrontation mit verdrängten oder vor allem verleugneten Inhalten kann man sehr unterschiedlicher Meinung sein. In der allgemeinmedizinischen oder auch internistischen Praxis sollten solche Konfrontationen ohne psychotherapeutische Ausbildung mit Sicherheit nicht vorgenommen werden.

Die Zeitbegrenzung der Intervention sollte mit dem Patienten von vornherein verabredet werden, wobei der Arzt flexibel sein sollte, je nach der Situation, in der ein Patient sich innerhalb der Krise befindet. Im allgemeinen reichen 1 bis etwa 5 Gespräche, um Patienten aus einer akuten Krise zumindest soweit herauszuführen, daß sie, falls dieses indiziert ist, einer weiterführenden psychotherapeutischen Behandlung zugeführt werden können.

Der nicht psychotherapeutisch weitergebildete Arzt sollte sich darüber im klaren sein, daß Krisenintervention sehr wohl eine gute ärztliche und im weitesten Sinne auch psychotherapeutisch anwendbare Methode ist, die in der ärztlichen Praxis bei vielen Patienten angewendet werden kann, ohne daß es notwendigerweise einer speziellen Psychotherapie bedürfte. Wenn der Arzt sieht, daß Krisen ausgelöst wurden, weil noch grundlegendere lebensgeschichtlich gewachsene Probleme existieren, sollte natürlich an die Vermittlung einer längerfristigen Behandlung gedacht werden. Häufig kann es aber auch durchaus humaner sein, die lebensgeschichtlichen Traumatisierungen von Patienten nicht weiter zu hinterfragen, sondern sie mit einer Krisenintervention aus einer akuten Dekompensation hinauszubegleiten und es mit der Verwirklichung dieses Zieles dann auch gut sein zu lassen.

Literatur

Caplan G (1961) An approach to community mental health. Grune & Stratton, New York

Caplan G (1964) Principles of preventive psychiatry. Basic Books, New York

Cullberg J (1978) Krisen und Krisentherapie. Psychiat Prax 5:25–34

Katschnig H, Konieczna T (1986) Notfallpsychiatrie und Krisenintervention. In: Kisker KP, Lauter H, Meyer JE, Müller C, Strömgren E (Hrsg) (1986) Psychiatrie der Gegenwart, Bd 2. Springer, Berlin Heidelberg New York, S 3–43

Schnyder U, Sauvant JD (Hrsg) (1993) Krisenintervention in der Psychiatrie. Huber, Bern Göttingen Toronto Seattle

Strotzka H (1982) Psychotherapie und Tiefenpsychologie. Springer, Wien New York

Der sozialmedizinisch-gutachtliche Aspekt im ärztlichen Gespräch

H. Feiereis

Die sozialmedizinische Stellungnahme des behandelnden Arztes ergibt sich überwiegend aus den von ihm erhobenen somatischen Untersuchungsergebnissen, die als objektive Grundlage für die häufigste Frage, nämlich der Arbeitsfähigkeit oder Arbeitsunfähigkeit, gelten. Diese körperlichen Befunde sind auch in der Regel Gegenstand für die Beurteilung im Rentenverfahren, d.h. der Frage nach der Leistungsfähigkeit im Erwerbsleben und für die Minderung der Erwerbsfähigkeit (MdE) im sozialen Entschädigungsrecht und für den Grad der Behinderung (GdB) nach dem Schwerbehindertengesetz.

Psychosomatische Anteile werden im sozialmedizinischen Gespräch und in der gutachtlichen Beurteilung häufig ungenügend berücksichtigt. Die Ursache hierfür ist, daß der Arzt entweder ausschließlich den somatischen Prozeß bewertet oder psychosomatische, psychoreaktive bzw. neurotische Anteile der Krankheit einer einseitigen nervenärztlichen Stellungnahme obliegen. Die Persönlichkeitsmerkmale des Patienten und die Störungen seiner psychischen oder psychosozialen Entwicklung wirken sich aber nicht nur direkt auf Zeitpunkt und Dauer der Arbeitsunfähigkeit aus, sondern berühren in hohem Maße infolge ihrer Dynamik auch die Arbeitswelt und die Familie; ebenso können umgekehrt Krankheit oder psychosoziale Alterationen zur Einbuße der Arbeitsfähigkeit führen, sei es auslösend oder steuernd und begleitend (Hansen 1984). Daraus folgt, daß oft somatische Befunde, z. B. eine Koronargefäßerkrankung oder ein Bandscheibenleiden, in ihrer Auswirkung auf die Leistungsfähigkeit überbewertet werden, weil der psychodynamische, psychoreaktive oder psychosoziale Anteil nicht oder nicht genügend erkannt wird. Umgekehrt besteht die Gefahr einer Fehlinterpretation psychodynamischer oder psychoreaktiver Faktoren, die dann zur Annahme einer rentenneurotischen Entwicklung führt.

Nehmen wir an, daß ein psychosomatisch tätiger Arzt das gutachtlich-ärztliche Gespräch mit dem Patienten führt, so steht er meistens vor folgenden Möglichkeiten:

a) Er hält eine Psychotherapie für indiziert, der Patient aber lehnt sie ab, denn er meint, körperlich, nicht aber psychisch krank zu sein.

b) Der schließlich im Falle eines Rentenverfahrens vor dem Gericht klagende Patient ist zu einer Psychotherapie, sofern sie für indiziert gehalten wird, bereit, aber nicht um den Preis der Rücknahme seiner Klage oder der Berufung, denn er hält sich für so krank, daß er nicht mehr vollschichtig tätig sein kann – darauf nämlich kommt es an – und begehrt daher eine Rente.

c) Erhält der Patient die Rente, so schwindet in aller Regel die Bereitschaft zu einer Psychotherapie, denn deren Ziel liegt unter anderem in der Wiederherstellung der Erwerbsfähigkeit.

d) Erhält er die Rente aber nicht und sind die rechtlichen Möglichkeiten ausgeschöpft, so führt der Weg zurück zum behandelnden Arzt, der den Patienten am besten kennt, und damit erneut zu einem eingehenden ärztlichen Gespräch. Hier können wiederum Schwierigkeiten allein dadurch auftreten, daß noch immer vielen Ärzten die Trennschärfe der einschlägigen Begriffe, z. B. der Arbeitsunfähigkeit, Berufsunfähigkeit, Erwerbsunfähigkeit und ihre Unterscheidungen gegenüber der Frage eines GdB oder einer MdE fehlen.

Nach verschiedenen Untersuchungen (Foerster 1984) könne die Ansicht, daß allein die Versagung einer Rente bei neurotischen Rentenbewerbern auch den psychischen Zustand bessere, nicht länger vertreten werden. Auch die immer wieder geäußerte Vermutung, daß die Versagung der Rente regelmäßig zu einer Wiederaufnahme der Tätigkeit führe, ließ sich empirisch nicht belegen, so daß das Rentenbegehren meistens lediglich ein Symptom eines eigenständigen Krankheitsprozesses darstellt.

Aus dem geschilderten Kreislauf ergibt sich, daß möglichst weitaus früher, als es bisher geschieht, die Indikation zu einer Psychotherapie geprüft und diese bejahendenfalls auch bald eingeleitet werden muß, sofern psychodynamische Anteile eine wesentliche ätiopathogenetische Bedeutung für die psychosomatische Krankheit oder die zunächst rein körperlich anmutende Krankheit besitzen. Leider wird diese Frage oft erst erwogen, wenn der Patient viele Monate als arbeitsunfähig bezeichnet worden ist, die Arbeitsunfähigkeit vom Vertrauensarzt der Krankenkasse auch immer wieder bestätigt und erst kurz vor der Aussteuerung aus der Krankenkasse an die Möglichkeit oder Notwendigkeit einer Psychotherapie gedacht wird, also in einem Stadium, in dem

a) die Krankheit chronifiziert ist,
b) die bisher erfolglose somatische Therapie keine wesentliche Besserung erbracht hat,
c) nicht selten der Patient vom behandelnden Arzt, dem Vertrauensarzt, der Krankenkasse, den Angehörigen, dem Betrieb oder der Behörde seinen Rentenantrag bestätigt empfindet oder sogar dazu angeregt wurde und
d) der psychosoziale und sozialmedizinische Aspekt angesichts des bevorstehenden Rentenantrages oder vorzeitiger Pensionierung die Bereitschaft des Patienten zur Therapie und die Prognose der Krankheit gegenüber etwa einem Jahr zuvor sich sehr verschlechtert haben (Feiereis 1986; 1991).

Aus dem geschilderten Ablauf geht auch hervor, welche herausragende Stellung das ärztliche Gespräch für die sozialmedizinischen Anteile und Auswirkungen der Krankheit besitzt. Der Arzt, der die Fäden der Diagnostik und Therapie in der Hand hält, hat eine Schlüsselfunktion.
Er muß rechtzeitig erkennen, daß die Interessen der Krankenkasse zur Fortzahlung des Krankengeldes, des Rentenversicherungsträgers zur Gewährung einer Berufs- oder Erwerbsunfähigkeitsrente, des Arbeitsamtes bei der Frage der Vermittlungsfähigkeit des Patienten und schließlich der kommunalen Behörde zur Zahlung der Sozialhilfe, ferner die Interessen des Patienten selbst sehr unterschiedliche Perspektiven aufweisen. Erst recht divergieren die Feststellungen etwa der MdE im sozialen Entschädigungsrecht und des GdB nach dem Schwerbehindertengesetz (11) von der Feststellung der Leistungsminderung auf dem allgemeinen Arbeitsfeld oder von so mancher amtsärztlichen Begründung, die zu einer frühzeitigen Pensionierung führte.
Einen breiten Raum im sozialmedizinisch-gutachtlichen ärztlichen Gespräch nimmt auch die Frage nach den Rehabilitationsmöglichkeiten ein, d.h., ob nach Ausschöpfung der ambulanten und klinischen Behandlungen das Heilverfahren weiterhilft. Als eine der Vorbedingungen für eine Heilbehandlung in Kurkliniken präzisiert der Gesetzgeber bzw. der Rentenversicherungsträger klar und deutlich, daß die durch die Erkrankung gefährdete oder geminderte Erwerbsfähigkeit wesentlich gebessert bzw. eine Verschlimmerung verhütet werden kann. Von der Sorgfalt und dem Verantwortungsgefühl des Arztes, der den Antrag seines Patienten unterstützt, und des Arztes, der den Patienten gegebenenfalls nochmals untersucht, hängt es also maßgebend ab, ob diese Vorbedingungen adäquat zu erfüllen sind oder nicht.

Andererseits sollte die vielfach noch immer weithin zu einseitige medikamentöse und physikalische, oft schematisierte Therapie in vielen Kurkliniken um den psychosozialen und psychotherapeutischen Anteil erweitert werden, der bei vielen Krankheiten – nicht nur den psychosomatischen Erkrankungen im engeren Sinne – eine wesentliche Bedeutung für Ablauf, Wirksamkeit und Erfolg der Therapie besitzt (Feiereis 1977; 1981; 1993). Unkenntnis oder Verdrängungen bilden dabei nicht selten das Hindernis für diese so notwendige Erweiterung.

Die oft hervorragend ausgestatteten Kurkliniken stehen aber häufig vor dem Dilemma, daß der Patient relativ spät überwiesen wird und sich der Zeitpunkt infolge des Behördenweges und der Wartezeit auf einen freien Klinikplatz noch mehr verzögert. Hierdurch entwickelt sich oft eine Überschneidung mit dem bereits laufenden Rentenverfahren. Zum ärztlich-sozialmedizinischen Gespräch gehört dann, den Patienten darin zu bestärken, sich für das eine oder andere zu entscheiden, da das therapeutische Ziel des Heilverfahrens in der Regel im Widerspruch zum Ziel des Rentenverfahrens steht. Ein Patient, der alle sozialmedizinischen Eisen (nicht so selten auch ein Tagegeld) im Feuer behalten will und eben mitnimmt, was möglich ist, bietet schlechte Voraussetzungen für eine rehabilitative Therapie, sei es in einer Klinik oder ambulant.

Die große Schwierigkeit in dem sozialmedizinisch-gutachtlichen ärztlichen Gespräch beruht nach alledem häufig auf der erheblichen Belastung der Arzt-Patient-Beziehung, in deren Mittelpunkt gleichzeitig Diagnostik und Therapie der Krankheit des Patienten stehen. Der Patient glaubt, daß seine Vorstellungen, Wünsche und Interessen von seinem Arzt a priori unterstützt und mitgetragen werden. Solche Vorstellungen des Patienten lassen sich am ehesten dann korrigieren, wenn der objektive Befund eindeutige Maßstäbe der Beurteilung gibt. Dennoch kann es für den Patienten schwer genug sein, sich von den seelischen Rückwirkungen etwa einer Bestätigung zu distanzieren, in der gemäß den Richtlinien im sozialen Entschädigungsrecht eine MdE z. B. von 90 % festgestellt wird, der Arzt ihm aber nun erklären muß, daß diese nahezu höchste Minderung der Erwerbsfähigkeit nicht identisch ist mit der Erwerbsunfähigkeit in der gesetzlichen Rentenversicherung, da diese vom Grad der MdE unabhängig ist. Gleiches gilt für den Grad der Behinderung nach dem Schwerbehindertengesetz.

Weitaus schwieriger aber ist das Gespräch, wenn funktionelle psychosomatische Krankheiten oder neurotische Entwicklungen vorliegen. Die Pflicht zur möglichst objektiven Beurteilung steht bei vielen Ärzten gerade dieser Patienten im Gegensatz zur Empathie oder Sympathie, vor allem angesichts einer manchmal desolat erscheinenden psychosozialen Lage und biographischen Entwicklung des Patienten. Die Überleitung des sozialmedizinisch-gutachtlichen Gespräches in eine Therapie der zugrundeliegenden Ursachen und Symptome seiner Krankheit kann die mit der sozialmedizinischen Beurteilung verbundenen Übertragungs- und Gegenübertragungsprobleme und ambivalenten Haltungen noch am besten ausgleichen. Die Voraussetzung zu einer solchen Therapie frei- lich ist die Bereitschaft des Patienten, seine Abwehr, seine Widerstände, seine Regressions- und Versorgungswünsche abzubauen und sich somit der Rehabilitation unter möglichem Verzicht auf vielleicht illusionäre Rentenwünsche zu öffnen.

Arzt und Patient müssen im gemeinsamen Gespräch erkennen, daß eine psychosomatische Krankheit oder neurotische Entwicklung kranken- versicherungsrechtlich bei gestellter Indikation als ebenso behand- lungsbedürftig anzusehen ist wie eine organische Krankheit.

Der Arzt kann sich hierbei an der deskriptiven Definition der Neurose (Ernst 1984) oder der internationalen Klassifikation psychischer Stö- rungen (Dilling et al. 1991) orientieren, daß als Neurosen die Störungen zu gelten haben,

- die nicht hirnorganisch begründbar sind,
- die nicht so schwer oder so wahnhaft sind wie die endogenen Psy- chosen,
- die nicht vor allem den Charakter betreffen und
- die nicht mit ebenso eindeutig faßbaren Körperbefunden einhergehen wie psychosomatische Krankheiten.

Rentenrechtlich ist dabei für die Anerkennung einer Berufs- oder Er- werbsunfähigkeit vorauszusetzen, daß

- eine schwere, die Leistungsfähigkeit erheblich beeinträchtigende neurotische Symptomatik vorliegt und
- daß lediglich tendenziöse Verhaltensweisen auszuschließen sind.

Darüber hinaus wird gefordert, daß der Patient die neurotische Fehlhal- tung nicht aus eigener Kraft überwinden kann und alle therapeutischen Möglichkeiten ausgeschöpft sind (Foerster 1985; Schubert 1966; Tölle 1982).

Das sozialmedizinisch-gutachtliche Gespräch erfordert auf diesem komplizierten Wege auch die Klärung der den Patienten kränkenden Anteile, die sich aus der Besprechung des Inhaltes der Diagnose erge- ben (Henseler u. Rotmann 1970). Schließlich ist stets auch die Frage zu berücksichtigen, welche Folgen sich aus einer begründeten oder gar ungenügend begründeten Arbeitsunfähigkeit oder Rentengewährung für die Entwicklung der psychosomatischen Krankheiten oder neurotischen Störungen und ebenso für die Aussichten einer Psychotherapie ergeben (Feiereis 1986; Foerster 1984).

Literatur

Ernst K (1984) Psychogene Entwicklungen – Verlauf, Heilung, Chronifizierung. In: Heimann H (Hrsg) (1984) Psychogene Reaktionen und Entwicklungen. Fischer, Stuttgart

Dilling H, Mombour W, Schmidt HH (Hrsg) (1991) Internationale Klassifikation psychischer Störungen. Huber, Bern

Feiereis H (1977) Beurteilung von Heilverfahren aus klinischer, gerichtsärztlicher und psychosomatischer Sicht. Öff. Gesundh.-Wes. 39:203–213

Feiereis H (Hrsg) (1981) Heilverfahren. Marseille, München

Feiereis H (1986) Psychotherapie vor Rentenbegehren. In: Oberdalhoff HE, Dahlmann W (Hrsg) Psychosomatische Gutachtertätigkeit. Banaschewski, München

Feiereis H (1991) Psychotherapie und Rentenbegehren. Akt. Neurol. 18:10

Feiereis H (1993) Die psychotherapeutische Aufgabe in der somatischen Medizin. Heilbad und Kurort 45:405–408

Foerster K (1984) Neurose und Sozialrecht. Nervenarzt 55:335–341

Foerster K (1984) Neurotische Rentenbewerber. Enke, Stuttgart

Foerster K (1985) Zur Beurteilung der beruflichen Leistungsfähigkeit neurotisch gestörter Menschen. Lebensversicherungsmedizin 37:44–46

Hansen KJ (1984) Arzt und Arbeitsunfähigkeit. Schlesw.-Holst. Ärztebl. 37:655–660, 704–715

Henseler H, Rotmann M (1970) Die Mitteilung kränkender Diagnosen. Dtsch. Ärztebl. 67:608–614

Reuschelbach HH (1983) Anhaltspunkte für die Gutachtertätigkeit im sozialen Entschädigungsrecht und nach dem Schwerbehindertengesetz. Köllen, Bonn

Schubert E (1966) Die Rentenneurose in juristischer Sicht. Med. Klin. 61:1802–1805, 1841–1844

Tölle R (1982) Neurosen sind Krankheiten. Dtsch. Ärztebl. 79:59–64

Psychotherapie und Psychopharmaka

C. Reimer und E. Wilke

Eine 25jährige Frau kommt wegen zunehmender Ängste zu ihrem Hausarzt: Sie leidet im Anschluß an den Tod ihres Vaters unter Platzängsten, diversen vegetativen Beschwerden, wie z.b. Herzsensationen und gelegentlichen Schwindelattacken. Bei der somatischen Untersuchung ergeben sich keine pathologischen Befunde. Der Arzt entschließt sich dann zur Verordnung eines anxiolytisch wirksamen Benzodiazepins, was der Patientin schnell eine Besserung ihrer Ängste und Körperbeschwerden verschafft. In den darauffolgenden Monaten läßt sich die Patientin mehrfach Wiederholungsrezepte ausstellen. Gespräche mit dem Arzt finden dabei kaum noch statt; lediglich die Helferin registriert die hilfreiche Wirkung der Medikamente.

Nach einem halben Jahr schlägt der Hausarzt eine Reduktion der Medikation mit dem Ziel einer allmählichen Absetzung vor, was bei der Patientin zu einer erneuten Symptomverschlechterung führt. Als noch innere Unruhe und Schlafstörungen hinzukommen, geht der Hausarzt wieder zur altbewährten Medikation über, die nun lange Zeit beibehalten wird. Er erfährt nicht, daß die Patientin sich an ihm vorbei, auch um ihn nicht zu kränken, mehr Tabletten verschafft, so daß sie schließlich über etwa 5 Jahre täglich die doppelte Menge einnimmt. Anläßlich einer dringenden gynäkologischen Operation fällt die Patientin gut eine Woche nach Einweisung in das Krankenhaus durch Unruhe, Schwitzen und nächtliche Halluzinationen auf, bis sich ein schweres Entzugssyndrom ausgebildet hat und die Patientin schließlich in die Psychiatrische Klinik übernommen werden muß.

Dieses Beispiel zeigt unseres Erachtens eindrucksvoll, wie die Möglichkeit einer psychotherapeutischen Behandlung durch Medikation (in diesem Fall durch Benzodiazepine) verhindert wird:

1. Die psychodynamischen Hintergründe sind nicht bearbeitet worden, obwohl die Patientin einen klaren Zusammenhang (Tod des Vaters) bereits im Erstgespräch deutlich machte.
2. Durch die fehlende Bearbeitung über Jahre ist die Prognose einer kausalen Therapie schlechter geworden: Die Symptomatik ist chronifiziert.
3. Die „Behandlung" über Jahre hat die Patientin in eine Sucht und als deren Konsequenz in ein schweres Entzugssyndrom und schließlich

in die Psychiatrie gebracht, in der nach Abklingen des subjektiv als äußerst quälend und wochenlang sich hinziehenden Entzugssyndroms die alte Angstsymptomatik in voller Schärfe wieder aufblühte.

Ein 39jähriger Beamter sucht wegen zunehmender Depressivität, Suizidgedanken und Schlafstörungen seinen Hausarzt auf, der dann von ihm erfährt, daß die Frau des Patienten ein Verhältnis mit einem anderen Mann hat, von diesem bereits ein Kind erwartet und gerade aus der gemeinsamen Wohnung ausgezogen ist. Der Patient kann seine Arbeit jetzt nur noch mit äußerster Kraftanstrengung einigermaßen bewältigen. Er befürchtet eine Kündigung, falls diese Arbeitsstörung anhält. In der Nähe der Kleinstadt, in der Patient und Arzt wohnen, ist kein Psychotherapeut niedergelassen. Der Hausarzt entschließt sich deshalb angesichts der Krise des Patienten zu einer vorübergehenden Behandlung mit einem niedrigdosierten Depot-Neuroleptikum. In wöchentlichen Verlaufskontrollen macht er die Erfahrung, daß der Patient zwar weiterhin unter der beschriebenen Situation leidet, daß sich aber die Schlafstörung und zum Teil auch die Suizidgedanken so weit zurückgebildet haben, daß der Patient wieder besser arbeiten kann und sich dadurch sichtlich entlastet fühlt. In dieser Situation ist er nach einem Gespräch über die Problematik einer fortdauernden Medikamentengabe bereit, eine wöchentliche Fahrt in eine benachbarte Stadt zu unternehmen, in der es eine Beratungsstelle für Eheprobleme gibt. Die sich daraus ergebende längere Therapie stützt den Patienten soweit, daß nach 3 Monaten keine weitere medikamentöse Behandlung mehr nötig ist.

Welche Schlüsse sind aus diesen beiden Kasuistiken zu ziehen? Die Frage der Medikamentengabe bei konfliktbedingten Störungen bedarf einer differenzierten Betrachtung: Einerseits kann eine indizierte Psychotherapie durch zu lange und unkontrollierte Gabe vor allem angstlösender und beruhigender Medikamente be- oder sogar verhindert werden. Das führt – wie schon beschrieben – viele Patienten in die Sucht und verschlechtert zudem die Prognose einer eventuell später beginnenden Psychotherapie erheblich; hinzu kommt noch, daß die Patienten von der Fixierung auf das Medikament zugunsten einer Aufarbeitung des Ursprungskonfliktes oft nicht mehr zu lösen sind. Andererseits ist unbestreitbar, daß gerade in akuten Krisen, wie z.B. bei Angstüberflutungen, quälenden Suizidgedanken, depressiven Krisen, z.B. nach Verlusterlebnissen, und ausgeprägten vegetativen Störungen, die Verordnung von Psychopharmaka eine rasche Entlastung bewirken kann, so wie sie Gespräch und Zuwendung des Arztes allein nicht so schnell ermöglichen können. Wichtig ist aber, daß nach Abklingen der akuten Krise und allmählicher Reduzierung der Medikation Patient und Arzt im Gespräch versuchen, die auslösende Situation nachzuzeichnen und zu verstehen, um dem Patienten bei möglichen ähnlichen Krisen bessere und vor allem frühzeitigere Bewältigungsmöglichkeiten zu vermitteln. Diese Art von Aufarbeitung im Gespräch verhindert auch, daß die Arzt-Patient-Beziehung im Verhandeln über das Medikament erstarrt. Oft ermöglicht eine Medikamentenpause auch beiden zu erkennen, wie weit sich der Patient zwischenzeitlich von seinem Konflikt distanzieren konnte bzw. ihn aufgearbeitet hat.

Abschließend zusammengefaßt folgende Hinweise:

1. Neurotische Symptome und aktuelle Konfliktsituationen sind grundsätzlich eine Domäne der Psychotherapie.
2. Psychotherapie ist prinzipiell nicht allein mit Psychopharmaka durchzuführen.
3. Eine Ausnahme stellt die begleitende bzw. zeitlich begrenzte Verordnung von Psychopharmaka dann dar, wenn zu große Ängste bestehen und eine sofortige Psychotherapie nicht zu vermitteln ist. Die pharmakologische Behandlung in diesem Sinne stellt Krisenintervention (als Überbrückung) dar, kann aber nie Gespräche ersetzen!
4. Bei der Verordnung von Psychopharmaka ist das Suchtpotential immer zu berücksichtigen! Dieses gilt besonders für Substanzen aus der Reihe der Benzodiazepine (sogenannte Anxiolytika), aber auch für Schlafmittel (z.B. Hypnotika, Barbiturate).
   Die Verschreibung von sogenannten Psychoenergetika zur „Kräftigung" oder „Aufmunterung" ist aus unserer Sicht kontraindiziert.
   Von den Benzodiazepinen ist bekannt, daß sie subjektiv für den Patienten nicht nur Angst- und Unruhezustände beseitigen oder wesentlich mildern, sondern darüber hinaus häufig auch ein Gefühl von vorher nicht gekanntem Wohlbehagen („High"-Sein) erzeugen. Allein dieser Nebeneffekt führt häufig in die Sucht!
5. Die für die Prognose letztlich entscheidende Beziehung zwischen dem Patienten und seinem Arzt kann durch die Gabe eines Psychopharmakons gefestigt werden, wenn der Patient eine unmittelbare Entlastung erlebt und wenn der Arzt sich darüber im klaren ist, daß das Medikament die Psychotherapie nicht ersetzen kann. Sie kann andererseits die Arzt-Patient-Beziehung beeinträchtigen oder sogar zerstören, wenn das Medikament zum Ersatz für die Beziehung wird!

Literatur

Angermeyer MC, Held T, Görtler D (1993) Pro und Kontra: Psychotherapie und Psychopharmakotherapie im Urteil der Bevölkerung. Psychother Psychosom med Psychol 43:286–292

Haltenhof H, Bühler KE (1992) Ethische Aspekte von Psychotherapie und Psychopharmakotherapie. Ethik Med 4:172–180

Indikationen zur Psychotherapie und Weiterbildungsmöglichkeiten für Ärzte

E. WILKE und C. REIMER

In der Schilderung des körperlichen und seelischen Symptoms liegt oft auch ein Angebot des Patienten, mit seinem Arzt über die Lebenssituation zu sprechen. Der Signalcharakter dieses Angebots ist aber besonders dem Patienten häufig nicht bewußt. Der Arzt muß ihn, wenn seine Wahrnehmung ihm dies ermöglicht, darauf aufmerksam machen. Wird dies vermieden, kommt es dazu, daß das Symptom – wie es Balint ausdrückt – „organisiert" wird und schließlich beide – Arzt und Patient – ausschließlich auf die Suche nach organischen Ursachen gehen. Leichter ist es für den Arzt, wenn schon im Erstgespräch seelische Probleme offen angeboten werden. Psychosomatische Syndrome sind oft von Ängsten, Schlafstörungen, Sexualstörungen und depressiven Reaktionen unterschiedlicher Ausprägung begleitet. Gelegentlich werden auch Konflikte mit Partnern, Eltern, Kindern oder Konflikte am Arbeitsplatz berichtet.

Ein solches Problembewußtsein, sei es primär angeboten oder nach einigen Gesprächen entstanden, stellt in Verbindung mit einem akuten Leidensdruck und der Möglichkeit des Patienten, seinen Konflikt in Worte zu fassen, eine günstige Voraussetzung für eine Psychotherapie dar. Nicht selten ist der seelische Leidensdruck zunächst an die Körperklage gebunden und dem Patienten nur wenig wahrnehmbar. Der Arzt kann ihn durch einfühlendes Verstehen bewußtmachen, etwa durch eine Bemerkung wie: „Wenn ich mir Ihre Lebenssituation vorstelle und sehe, wie Sie diese trotz Ihrer Beschwerden zu meistern versuchen, kann ich mir gut vorstellen, daß Sie auch seelisch unter Druck stehen." Der für die Therapie so wichtige psychische Leidensdruck entwickelt sich oftmals erst in der Begegnung mit dem Arzt, er setzt die Gegenwart eines verstehenden Gesprächspartners voraus.

Voraussetzungen beim Patienten

Prognostisch günstig sind die Aussichten einer Psychotherapie, wenn die Symptome noch nicht allzu lange bestehen und wenn sie im Gefolge einer faßbaren auslösenden oder traumatisierenden Situation aufgetreten sind. Sie dürfen ruhig „laut und lärmend" sein, denn dies bedeutet, daß der Patient einerseits eine ausreichende innere Wahrnehmung für die in ihm bestehende Spannung hat und andererseits in der Lage ist, dieses deutlich auszudrücken, was auch Zeichen einer Ich-Stärke ist.

Eher ungünstig ist die Prognose dann, wenn die Störung bei der Erst-konsultation schon lange besteht, wenn ihr Beginn dem Kranken nur schwer erinnerlich ist und wenn der Patient seinem Leiden in stiller Klage Ausdruck zu geben versucht, ohne daß er lebensgeschichtliche Zusammenhänge auch nur erahnt.

Voraussetzungen beim Arzt

Ein Arzt, dessen Denken und Einstellung sich auf eine ausschließlich naturwissenschaftliche Betrachtungsweise beschränken, wird es schon vor sich selbst schwer haben, psychologische Aspekte in der von ihm praktizierten Medizin wirklich zu akzeptieren. Eine solche Haltung wird dem Kranken oft schon beim Betreten der Praxis atmosphärisch vermittelt. Sie setzt sich dann fort, wenn der Patient einen Arzt erlebt, der ausschließlich körperbezogen untersucht und jede weitergehende Frage peinlich vermeidet. Das so entstehende Klima verhindert mit größter Wahrscheinlichkeit eine weitere Öffnung des Patienten, und somit geht die Chance verloren, ein Symptomangebot umfassend zu verstehen. Die traditionelle Medizinerausbildung fördert immer noch eine solche Form der „Einäugigkeit". Die Entwicklung der Sehfähigkeit des anderen Auges hängt sehr davon ab, ob der Arzt seine Bereitschaft zu beidäugigem Sehen wiederentdeckt und bereit ist, sie zu pflegen.

Etwas Ähnliches gilt für das Zuhören. Der Psychoanalytiker Reik hat in diesem Zusammenhang vom „Hören mit dem dritten Ohr" gesprochen. Der dabei im Getriebe der täglichen Praxis entstehende scheinbare Zeit-verlust stellt sich im nachhinein häufig als Gewinn heraus, da er die Qualität der Arzt-Patient-Beziehung verbessert und das Vertrauen des Patienten und das Selbstvertrauen des Arztes stärkt. Entsprechendes wird immer wieder von Teilnehmern an Balint-Gruppen berichtet.

Mit einer solchen ärztlichen Einstellung wird es eher leichtfallen, Probleme des Patienten wahrzunehmen, anzusprechen und möglicherweise eine Indikation zur Psychotherapie zu stellen. Hierfür stehen dem Arzt inzwischen eine Reihe gut erprobter und definierter Verfahren zur Verfügung.

Psychotherapeutische Verfahren

Es gibt eine verwirrende Vielzahl psychotherapeutischer Methoden, hinter deren unterschiedlicher Benennung sich nicht selten ähnliches Vorgehen mit identischer Zielsetzung verbirgt. Das ärztliche Gespräch allein ist noch keine Psychotherapie, die einen geplanten und vor dem Hintergrund einer Krankheitslehre und Methodentheorie vorgenommenen Zugang zum Patienten und seiner Störung versucht.
Die Vielzahl der Methoden läßt sich grob in 2 Kategorien einteilen, nämlich

1. in die *stützenden (reparativen) psychotherapeutischen Verfahren,* die sich bewußt auf die Beseitigung der Symptome unter weitgehendem Verzicht auf die tiefere Bearbeitung der in der Biographie verankerten konflikthaften Beziehungen beschränken und
2. in die *konfliktbearbeitenden (rekonstruierenden) psychotherapeutischen Verfahren,* deren Ziel letztlich eine Beeinflussung der Persönlichkeitsstruktur des Patienten ist.
In der therapeutischen Praxis werden zumeist stützende und konfrontierende Elemente unter Berücksichtigung der Belastbarkeit des Patienten miteinander vereint.
Zu den stützenden Therapieformen mit weitgehendem Verzicht auf die Bearbeitung von Konflikten gehören
- das autogene Training
- die Hypnose sowie
- das Aufrechterhalten eines stützenden Gesprächskontaktes über längere Zeit (supportive Therapie).
Diese Verfahren eignen sich sowohl für Patienten mit leichten wie auch für jene mit sehr schweren Störungen, bei denen eine Konfliktbearbeitung aufgrund ihrer Persönlichkeitsvoraussetzungen und einer womöglich schweren somatischen Manifestation nicht möglich ist.

Für die Gruppe der Patienten mit leichteren Störungen sei folgendes Beispiel genannt:

Eine 42jährige Hausfrau mit 4 schulpflichtigen Kindern fühlt sich durch einen mehrmonatigen, unfallbedingten Krankenhausaufenthalt ihres Mannes mit der Verantwortung für ihre Familie überlastet und sucht mit vegetativen Symptomen und Schlafstörungen ihren Hausarzt auf. Im Gespräch wird deutlich, daß besonders diese Ausnahmesituation sie belastet, ohne daß Hinweise auf eine neurotische Fehlhaltung vorliegen. Innerhalb von 6 Wochen gelingt es dem Arzt, durch stützende Gespräche die Situation der Frau „mitzutragen", sie kann ohne weitere Hilfe auskommen und die Krise aus eigener Kraft überwinden.

Ein weiteres Beispiel zur Indikation für eine zunächst stützende Psychotherapie:

Eine 18jährige Krankenschwester mit florider Colitis ulcerosa, drohender Darmresektion und schwerer begleitender depressiver Verstimmung hat durch längere Krankheit den Arbeitsplatz und mehrere Freunde verloren. Im Erstgespräch wird deutlich, daß sie einer auch vorsichtigen Konfrontation mit ihrer Realität im Gespräch nicht gewachsen sein würde und möglicherweise mit weiterer körperlicher Verschlechterung sowie Vertiefung der Depression mit Suizidgefahr antworten würde. Auch hier bietet sich zunächst ein stützendes, Ich-stärkendes Vorgehen ohne Hinterfragen der tieferen Ursachen an.
Entscheidend für diese Patientin ist das konstante Angebot des Arztes, für sie dazusein. Winnicott (1984) sprach in diesem Zusammenhang von einer „Haltefunktion". Dieses Gehaltenwerden ist für viele Patienten schon mit der Versicherung gegeben, potentiell verfügbar oder auch telefonisch erreichbar zu sein. Nach unserer Erfahrung wird dies von Patienten nur selten mißbraucht. Ein großer Teil der Kranken braucht zwar zunächst die Stützung, darüber hinaus aber später die Bearbeitung zugrundeliegender, häufig unbewußter Konflikte. Dieses ist die Domäne der konfliktbearbeitenden (analytisch orientierten) Psychotherapieverfahren, die sämtlich eine spezielle Weiterbildung erfordern. Im weiteren Verlauf der Colitis der eben erwähnten Krankenschwester war es möglich, nach Abklingen der akuten Darmsymptomatik bei zunehmender Belastbarkeit in einer analytischen Gesprächstherapie die Abhängigkeit vom Elternhaus, die Abwehr der Rolle als Frau und Mutter wahrzunehmen und aufzuarbeiten. Bei dieser Analyse wurde deutlich, wie stark in der Kindheit erlebte und unverarbeitete Trennungserlebnisse den Boden für die Colitis ulcerosa vorbereitet hatten.

Ein gutes Beispiel zur Indikation für eine konfliktbearbeitende Therapie ist auch ein Mann, der im Rahmen seiner 2. Scheidung depressiv geworden war und allmählich mit Hilfe seines Therapeuten sehen lernte, welche ihm zunächst unbewußten Vorgänge zu wiederholt unglücklicher Partnerwahl geführt hatten.
Bestimmte Störungen, wie z.B. Eßstörungen, süchtige Entwicklungen und Phobien sind verhaltenstherapeutisch beeinflußbar. Auch hierzu ist beim Therapeuten eine spezielle Weiterbildung notwendig.

Eine 24jährige Patientin leidet unter einer Pferdephobie. Schon der Gedanke daran, daß sie auf einem Spaziergang einem Pferd begegnen könnte, verursacht ihr panische Angst, die sie zunehmend immobilisiert. Sie kann schließlich das Haus nicht mehr verlassen. Zusammen mit ihrem Verhaltenstherapeuten stellt sie ein Programm auf, mit dessen Hilfe sich sich ihren Ängsten stellen lernt, ohne von ihnen überwältigt zu werden.

Durch eine solche Verhaltensmodifikation und Therapie sind bleibende Symptomheilungen zu erzielen, ohne daß die zugrundeliegenden Konflikte bearbeitet werden. Leider sind häufig Symptomverschiebungen, d.h. Auftreten von Symptomen in anderen Körperbereichen oder andere Formen von Ängsten zu beobachten.

Neben der erweiterten Beratung, dem „ärztlichen Gespräch" seien wichtige psychotherapeutische Verfahren tabellarisch zusammengefaßt (Tabelle 1).

Tabelle 1. Psychotherapeutische Verfahren

I.   Stützende psychotherapeutische Verfahren
   – autogenes Training
   – Hypnose
   – funktionelle Entspannung

In den folgenden überwiegend stützenden Verfahren sind auch aufdeckende Anteile enthalten.
   – Konzentrative Bewegungstherapie
   – Gestaltungstherapie
   – Gesprächstherapie nach Rogers

II. Konfliktmobilisierende und somit strukturbeeinflussende psychotherapeutische Verfahren
   1. tiefenpsychologisch fundierte Psychotherapie
      – Gestalttherapie
      – katathymes Bilderleben
      – Psychodrama
   2. analytische Psychotherapie
      – psychoanalytische Fokaltherapie
      – psychoanalytische Gruppentherapie
      – Einzelanalyse

III. Verfahren, die auf Veränderungen von Vorstellungen und Verhalten abzielen
   1. Kognitive Therapie
   2. Verhaltenstherapie

Grenzen therapeutischer Möglichkeiten und Kontraindikationen

Folgende Merkmale beeinflussen die Prognose ungünstig:

- Patienten mit lange chronifizierten Symptomen, die sich mit ihrer Krankheit weitgehend arrangiert haben.
- Patienten, für die die Krankheit insofern unverzichtbar geworden ist, als sie dadurch unmittelbare Vorteile erreichen bzw. erhoffen; gemeint sind hier Rentenzuteilung oder besondere Fürsorge durch Angehörige. Wir sprechen in diesem Zusammenhang von sekundärem Krankheitsgewinn.
- Patienten, die aufgrund einer sehr eingeschränkten Intelligenz und der Unfähigkeit, Gefühle zu verbalisieren, den üblichen Therapiemethoden nicht zugänglich sind. Gerade in diesem Bereich sind in letzter Zeit die Möglichkeiten psychotherapeutischer Hilfen erheblich erweitert worden, z.B. durch averbale und körperbezogene Therapien.
- Patienten mit einer starken Gefühlsabwehr. Sie sind rasch daran zu erkennen, daß sie jeden Versuch eines Hinterfragens oder einer psychologischen Sichtweise strikt und konsequent verhindern. Dahinter verbergen sich oft schwere, nicht bewußte Ängste vor dem Verlust der Ich-Grenzen oder vor tiefer Depression.
- Patienten mit Psychosen und hirnorganischen Psychosyndromen sind nicht kausal psychotherapeutisch zu behandeln, wenngleich sie in symptomarmen Intervallen von einer stützenden Psychotherapie sehr profitieren können.

Es gibt Patienten, denen zum Zeitpunkt der Erstuntersuchung wegen schwerer körperlicher Erkrankung, tiefer Depressivität oder Angstüberflutung zunächst keine Psychotherapie angeboten werden kann. Hier muß abgewartet werden, ob nicht doch nach einer Phase stützender Gespräche und möglicherweise auch medikamentöser Therapie die Indikation zu einer Psychotherapie zu stellen ist.

Wenn auch unstrittig ist, daß jedem Hilfesuchenden das ärztliche Gespräch angeboten werden muß, so gilt es für eine gezielte Psychotherapie doch einige *Kontraindikationen* zu beachten.

- Sie liegen vor allem da, wo der Patient beim Hinterfragen der inneren Dynamik seiner Störung nicht nur vorübergehend, sondern langfristig unter einen sehr starken inneren Druck gerät, der letztlich in Verzweiflung und Resignation mündet, ohne daß er als erwünschter Leidensdruck in der therapeutischen Beziehung genutzt werden kann.

- Bestimmte fehlindizierte psychotherapeutische Eingriffe können suizidale Tendenzen verstärken und die schon geschwächten Abwehrfunktionen des Ich weiter labilisieren.
- Bestimmte psychosenahe Zustände (Borderline-Syndrome) bedürfen einer sehr vorsichtigen Annäherung an den Patienten.
- Stark konfliktmobilisierende Techniken (sog. Erlebnistherapien) können, sofern sie den Kranken in seiner Konfliktfähigkeit überfordern, Wahnbildungen fördern und ihn tief und bleibend verunsichern.
- Eine weitere Kontraindikation ist dann gegeben, wenn der Patient in der Therapie nicht wirklich an sich arbeitet. Die Psychotherapie bekommt dann eine Alibifunktion, der Patient gibt alles Leid lediglich an den Therapeuten weiter, ohne bereit zu sein, Verantwortung für seine Störung selbst zu übernehmen, etwa nach dem Motto „Ich habe dir jetzt meine Beschwerden genannt. Sorge nun dafür, daß sie möglichst schnell verschwinden!" (und unausgesprochen . . . „aber laß mich damit in Ruhe!").
- Ferner sind Patienten mit manifester Sucht wie Freßsucht (Bulimie), Alkoholismus, Tablettenabusus oder Spielsucht für eine aufdeckende Therapie zumindest anfänglich nicht geeignet. Eine Entwöhnungsbehandlung muß in jedem Fall vorausgehen.

Übrigens: Es ist ein noch immer grassierendes Vorurteil, nur junge und relativ intelligente Patienten mit guten Erfolgsaussichten seien einer Psychotherapie zugänglich. Inzwischen liegen zahlreiche Forschungsergebnisse aus der geriatrischen Psychotherapie wie auch aus weiterentwickelten psychotherapeutischen Verfahren vor, die diese Ansicht widerlegen. Die Bereitschaft des Patienten, sein bisher gelebtes Leben zu hinterfragen und den zukünftigen Lebensentwurf neu zu überdenken, sinkt nicht kontinuierlich ab, im Gegenteil, nicht selten bedarf es einer größeren Lebenserfahrung und der damit verbundenen Niederlagen, um sich der Herausforderung und Chance einer Psychotherapie stellen zu können.

Im Werden eines jeden Menschen gibt es „Schwellen", deren Überschreitung ihn labilisieren, genannt seien nur die Pubertät, das Finden der beruflichen Identität, die Partnerschaft, die Lebensmitte, das Klimakterium sowie der endgültige Verlust langjähriger Lebensbegleiter. Betroffenheit und Verunsicherung durch solche Schwellenerlebnisse fördern nicht selten die Möglichkeit einer psychotherapeutischen Hilfe.

Auch einer weiteren verbreiteten Meinung sei hier widersprochen, daß nämlich nur gebildete Patienten aus der oberen Mittelschicht psychotherapierbar seien. Dies ist leider die bisherige Realität vor allem in Ländern, in denen die Kosten einer Therapie nicht von den Versicherungsträgern übernommen werden. Seitdem in der Bundesrepublik eine entsprechende Leistungspflicht besteht, gibt es zahlreiche Beispiele gelungener Therapien auch sogenannter Unterschichtpatienten, und es hat sich herausgestellt, daß die vermuteten Sprachbarrieren und emotionalen Hemmungen ebensosehr das Problem der Therapeuten sind wie das der hilfesuchenden Kranken. Jeder Patient, der mit einem Konflikt in die Sprechstunde seines Arztes kommt, hat ein Recht auf ein ausführliches Gespräch, in dem neben seiner Körperklage seine psychische und soziale Situation berücksichtigt werden, und ggf. im Anschluß an dies Erstgespräch das Anrecht auf eine Psychotherapie, sofern diese indiziert ist. Die Möglichkeiten und Grenzen der psychotherapeutischen Begegnung sind somit nicht nur abhängig von der Persönlichkeit des Patienten und seiner Störung, sondern in hohem Maße auch abhängig von der Persönlichkeit und Haltung des Arztes, nicht zuletzt von dessen Wertvorstellungen.

Die Hilfe in einer akuten psychischen und sozialen Krise (Krisenintervention) könnte und sollte sinnvollerweise die Domäne des Hausarztes sein. Er wird hier zunächst versuchen, stützend zu intervenieren, dabei stets im Auge haben, daß gerade aus der Krise heraus nicht selten die Chance zu einer Neuorientierung gegeben ist. Er wird überlegen, ob er mit dem Patienten zusammen zufrieden sein soll, wenn die Krise ausgestanden ist oder ob nicht gerade danach eine psychotherapeutische Bearbeitung begonnen werden sollte.

Weiterbildungsmöglichkeiten

Die folgenden Hinweise gelten für Kollegen, die bisher keine psychotherapeutische Weiterbildung erfahren haben. In der Praxis von niedergelassenen Ärzten, besonders von Allgemeinmedizinern und Internisten, findet sich ein hoher Anteil von Patienten mit seelisch bedingten Erkrankungen. Dieser Anteil wird in verschiedenen Untersuchungen zwischen 30 % und 60 % angegeben. Auch deshalb erscheint es für diese Ärzte sinnvoll, eine psychotherapeutische Kompetenz zu erwerben. Das Ausmaß der Weiterbildungsanstrengung hängt davon ab, inwieweit Therapie durch Gespräch in die tägliche Praxis integriert werden soll. Eine psychoanalytische Vollausbildung, die sich in der Regel über einen Zeitraum von 5 bis 7 Jahren erstreckt, scheidet eher aus, da sich Langzeitanalysen kaum mit der Arbeit in einer solchen Praxis vereinbaren lassen.

Es sind all jene Methoden sinnvoll, die

1. möglichst vielen bedürftigen Patienten zugute kommen können,
2. in einem überschaubaren Zeitraum zu erlernen sind,
3. möglichst auch als Gruppentechniken anwendbar sind und somit die positiven Verstärkungsmöglichkeiten durch die Kommunikation in der Gruppe einschließen.

Am Beginn der psychotherapeutischen Weiterbildung sollte in jedem Fall die Teilnahme an einer Balint-Gruppe stehen. Solche Gruppen für niedergelassene Ärzte ohne besondere psychotherapeutische Ausbildung wurden von dem Psychoanalytiker Michael Balint gegründet, der in ihnen ein Instrument sah, aufkommende Probleme in der Arzt-Patient-Beziehung unter Kollegen und in Anwesenheit eines besonders ausgebildeten Leiters zu besprechen. Balint-Gruppen sind oftmals entscheidende Hilfen im Umgang mit sogenannten Problempatienten. Sie haben sich in den letzten Jahrzehnten zum zentralen Bestandteil jeder psychotherapeutischen Weiterbildung entwickelt. Zumeist treffen sich bis zu 10 Ärzten wöchentlich über einen Zeitraum von mehreren Jahren. Häufig bilden Kollegen aus einer Stadt eine Gruppe und suchen dann einen geeigneten Gruppenleiter. Andererseits besteht die Möglichkeit einer fraktionierten Teilnahme an Balint-Gruppen, z.B. während psychotherapeutischer Tagungen. Auch hier kann von eigenen „Problemfällen" berichtet werden.

Aus der Praxis der Balint-Gruppen-Erfahrung gewinnen viele Teilnehmer die Erkenntnis, daß es immer wieder bestimmte Patienten sind, mit denen sie besondere Schwierigkeiten haben. Dies führt zu dem Wunsch, mehr für sich selbst zu tun und schließlich eine spezielle Selbsterfahrung zu suchen. Sie kann in Form einer Einzeltherapie oder in einer Gruppe gewonnen werden. Ärzte, die sich einer solchen Selbsterfahrung unterzogen haben, berichten oftmals, daß sie nicht nur für sich selbst und ihr Privatleben, sondern auch für den Umgang mit Patienten wesentlich bereichert wurden.

Ein weiterer Bestandteil psychotherapeutischer Weiterbildung ist das Erlernen von 1 oder besser 2 psychotherapeutischen Techniken. Folgende Verfahren haben sich in der Praxis bewährt:

Beim *autogenen Training* lernt der Patient zunächst unter Anleitung des Therapeuten, später allein, in entspannter Haltung durch formelmäßig verdichtete Vorstellungen zu innerer Ruhe und vegetativer Entspannung zu gelangen. Diese Technik wird zumeist in der Gruppe angewandt.

Eine *Gesprächstherapie* kann auf verschiedener theoretischer Basis erlernt werden, z.B. im Sinne der Gespächspsychotherapie nach Rogers.

Den Hintergrund einer *analytisch fundierten Gesprächstherapie* bilden tiefenpsychologische Kenntnisse und die Vorstellung, daß die Biographie eines Menschen, besonders Erlebnisse der frühen Kindheit, entscheidend in seinen späteren Fühl- und Verhaltensweisen weiterwirken.

Das *katathyme Bilderleben* als imaginatives Verfahren stellt eine Art Bindeglied zwischen entspannenden und aufdeckenden (analytischen) Verfahren dar, es kommt gleichzeitig zu einer psychovegetativen Entspannung, wie sie besonders bei psychosomatischen Störungen wichtig ist, und zur symbolhaften Darstellung und Bearbeitung von Konflikten.

Die *kognitive Therapie* versucht, festgefahrene und falsche Vorstellungen von Patienten zu hinterfragen und zu verändern.

In der *Verhaltenstherapie* werden Lernprogramme aufgestellt, um Verhaltensänderungen z.B. bei Eßstörungen zu erreichen bzw. um zu einer Angstminderung bei phobischen Syndromen zu kommen.

Vor dem Erlernen einzelner Techniken ist es unumgänglich, sich mit den Grundlagen der Neurosenlehre vertraut zu machen.

Im folgenden wollen wir den Lesern erste Anlaufstellen aufzeigen, die konkrete Informationen über Weiterbildungsangebote geben können. Der naheliegende Weg ist, Kollegen in der Umgebung zu fragen, die in nervenärztlicher oder psychotherapeutischer Praxis niedergelassen sind bzw. an Balint-Gruppen schon teilnehmen. Daneben geben die jeweiligen Landesärztekammern Auskunft über entsprechende Möglichkeiten und stellen zumeist auch Listen über weiterbildungsberechtigte Kollegen zur Verfügung.

Von den zahlreichen Fachgesellschaften seien nur drei genannt:

1. die Allgemeine Ärztliche Gesellschaft für Psychotherapie (AÄGP), Nettelbeckstraße 3, 40477 Düsseldorf.

2. die Deutsche Gesellschaft für Psychoanalyse, Psychotherapie, Psychosomatik und Tiefenpsychologie (DGPT), Johannisbollwerk 20, 20456 Hamburg.
3. die Deutsche Gesellschaft für Psychotherapeutische Medizin (DGPM), Prof. Dr. med. Paul L. Janssen, Marsbruchstraße 179, 44287 Dortmund.

In Abgrenzung einerseits vom Internisten, andererseits vom Psychiater bzw. Neurologen wird ein Facharzt für Psychotherapeutische Medizin in absehbarer Zeit eingeführt werden. Die Lerninhalte umfassen neben wichtigen Kapiteln der Inneren Medizin große Teile der Psychiatrie. Als psychotherapeutische Verfahren müssen erlernt werden: entweder die tiefenpsychologisch fundierte Psychotherapie bzw. Psychoanalyse oder die Verhaltenstherapie. Andere gut eingeführte psychotherapeutische Verfahren werden ihren Stellenwert behalten, sind allerdings aufgefordert, Wirksamkeitsnachweise nach den geltenden Wissenschaftsstandards zu erbringen. Die entsprechenden Curricula sind erarbeitet. Da bisher die notwendigen Gesetze von den Landesparlamenten noch nicht verabschiedet sind, soll hier auf keine weiteren Einzelheiten eingegangen werden.

Literatur

Balint M (1970) Der Arzt, sein Patient und die Krankheit. Fischer, Frankfurt
Klußmann R (1993) Psychotherapie. Springer, Berlin Heidelberg New York Tokyo
Winnicott DW (1974) Reifungsprozesse und fördernde Umwelt. Kindler, München